第 **3** 辑

中西医结合慢性病
防治指导与自我管理丛书

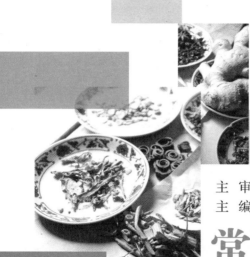

主审 ⊙ 于大海

主编 ⊙ 马 珺

常见肿瘤

U0235674

人民卫生出版社

图书在版编目（CIP）数据

常见肿瘤/马珺主编. —北京：人民卫生出版社，2018

（中西医结合慢性病防治指导与自我管理丛书）

ISBN 978-7-117-26724-3

Ⅰ. ①常… Ⅱ. ①马… Ⅲ. ①肿瘤—防治

Ⅳ. ①R73

中国版本图书馆 CIP 数据核字（2018）第 130894 号

| 人卫智网 | www.ipmph.com | 医学教育、学术、考试、健康，购书智慧智能综合服务平台 |
| 人卫官网 | www.pmph.com | 人卫官方资讯发布平台 |

常见肿瘤

主　　编：马　珺
出版发行：人民卫生出版社（中继线 010-59780011）
地　　址：北京市朝阳区潘家园南里 19 号
邮　　编：100021
E - mail：pmph @ pmph.com
购书热线：010-59787592　010-59787584　010-65264830
印　　刷：北京画中画印刷有限公司
经　　销：新华书店
开　　本：787×1092　1/32　印张：7.5
字　　数：121 千字
版　　次：2018 年 8 月第 1 版　2019 年 7 月第 1 版第 2 次印刷
标准书号：ISBN 978-7-117-26724-3
定　　价：32.00 元

常见肿瘤

主　审　于大海

主　编　马　珺

副主编　卢　伟　刘　琳　殷　虹　李大可

编　委　（按姓氏笔画为序）

马　珺　王　鹂　卢　伟　刘　琳

李大可　陈广梅　周　君　殷　虹

前言

　　近年来，恶性肿瘤的发病率呈逐年上升趋势，据我国第三次人口死亡原因调查结果显示，目前恶性肿瘤位居我国城市居民死亡原因第一，农村居民死亡原因第二，已经成为严重危害人民身体健康、制约社会经济发展的一大类疾病。因此，提高大众的健康意识，科学普及恶性肿瘤相关知识，提高恶性肿瘤的预防和治疗水平尤为重要，让大家不再"谈癌色变"。早在2006年，世界卫生组织就把恶性肿瘤定义为慢性疾病，所谓慢性疾病，就是病理变化缓慢、病程长、短期内不能治愈或终身不能治愈的疾病。肿瘤和其他慢性病一样，是可以防、可以治的疾病。其中三分之一可以预防，三分之一可以通过早发现、早诊断、早治疗达到治愈，三分之一不可治愈。

　　《常见肿瘤》列举了六种常见的恶性肿瘤，包括肺癌、肝癌、胃癌、乳腺癌、食管癌、宫颈癌，详细阐述了其病因、临床表现、中西医结合防治和患者常见的疑问及解答，对从事恶性肿瘤诊断和治疗的医生有所帮助。其引导大众更深入更全面的了解到恶性肿瘤是慢性病，不再是"不治之症"，有可防可治的趋势，在多学科规范化治疗的基础上，走中西医结合的防治道路，能取得良好的效果。为了帮助大家解除疑惑，了解更多相关知识，在肿瘤的预防、治疗、康复上给予专业性的指导，本书每一章节设有基础知识导航、个人调理攻略、名家防治指导、药食宜忌速查、医患互动空间几个部分，使读者能多方面深入浅出的了解疾病的发生发展过程、掌握如何防病治病和康复的常识。本书推荐了相关治疗领域专家，希望协助患者和家属正确的看待肿瘤，以科学的态度共同与医务工作者战胜疾病。

本书的编委都是长期工作在临床一线的中青年专家、业务骨干。为了帮助肿瘤患者普及科学知识，大家在繁忙的临床科研教学工作之余抽出时间撰写书稿，希望我们的努力能够给予读者更多的帮助。由于时间有限，本书还有诸多不足，请广大读者给予指正。

编　者

2017年7月

目录

第四部分　胃癌的防治与指导 ·······139

第一部分
肺癌的防治与指导

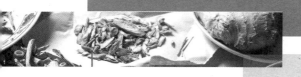

一、基础知识导航

（一）什么是肺癌？

　　肺癌是一种常见的肺部恶性肿瘤，绝大多数肺癌起源于支气管黏膜上皮，肺癌的分布情况为右肺多于左肺，下叶多于上叶。病发于主支气管、肺叶支气管的肺癌称为中央型肺癌；病发于肺段支气管远侧的肺癌，位于肺的周围部位者称为周围型肺癌。绝大多数肺癌起源于支气管黏膜上皮，但亦有少数肺癌起源于肺泡上皮或支气管腺体。癌肿在成长过程中沿支气管壁延伸扩展，并穿越支气管壁侵入邻近肺组织形成肿块，同时突入支气管内造成管腔狭窄或阻塞。癌肿进一步发展播散则可从肺直接蔓延侵入胸壁、纵隔、心脏、大血管等邻近器官组织；经淋巴道血管转移到身体其他部位或经呼吸道播散到其他肺叶。癌肿的生长速度和转移扩散途径取决于癌肿的组织学类型、分化程度等生物学特性。

（二）肺癌如何自我诊断？

　　肺癌早期症状常较轻微，甚至可无任何不适。中央型肺癌症状出现早且重，周围型肺癌症状出现晚且较轻，甚至无症状，常在体检时被发现。一般来说，若出现咳嗽、痰中带血或咯血、胸痛、胸闷气急、声音嘶哑、发热、消瘦等表现应当引起警惕，及时去医院就诊。

（三）肺癌发病情况知多少

1. 发病率高

肺癌是目前发病率增长最快，对人们的健康和生命威胁最大的恶性肿瘤之一。近50年来许多国家都报道肺癌的发病率明显增高，男性肺癌发病率占所有恶性肿瘤发病率的第一位，女性发病率占第二位。2015年国家癌症中心公布的癌症统计数据表明，肺癌的发病率和死亡率均居中国癌症首位。目前我国肺癌发病率每年增长26.9%，预计到2025年，我国肺癌病人将达到100万，成为世界第一肺癌大国。

2. 肺癌的病因

肺癌的发病原因比较复杂，它由多种因素长期相互作用而致，这些因素包括：吸烟、职业和环境接触、电离辐射、既往肺部慢性感染、遗传等因素以及大气污染等。

（1）吸烟：目前认为吸烟是肺癌最重要的高危因素，烟草中有超过3000种化学物质，其中多链芳香烃类化合物（如：苯并芘）和亚硝胺均有很强的致癌活性。多链芳香烃类化合物和亚硝胺可通过多种机制导致支气管上皮细胞DNA损伤，使得癌基因（如Ras基因）激活和抑癌基因（如p53，FHIT基因等）失活，进而引起细胞的转化，最终癌变。

（2）职业和环境接触：肺癌是职业癌中最明显的一种。约10%的肺癌患者有环境和职业接触史。现已证明以下9种职业环境致癌物会增加肺癌的发病率：铝制品的副产品、砷、石棉、二氯甲醚、铬化合物、焦炭炉、芥子气、含镍的杂质、氯乙烯。长期接触铍、镉、硅、甲醛等物质也会增加肺癌的发病率，空气污染，特别是工业废气均能诱发肺癌。

（3）电离辐射：肺脏是对放射线较为敏感的器官。电离辐射致肺癌的最初证据来自Schneeberg-joakimov矿山的资料，该矿内空气中氡及其子体浓度高，诱发的多是支气管的小细胞癌。美国曾有报道开采放射性矿石的矿工70%～80%死于放射引起的职业性肺癌，以鳞癌为主，从开始接触到发病时间为10～45年，平均时间为25年，平均发病年龄为38岁。氡及其子体的受量积累超过120WLM（工作水平日）时发病率开始增高，而超过1800WLM则显著增加达20～30倍。将小鼠暴露于这些矿山的气体和粉尘中，可诱发肺肿瘤。日本原子弹爆炸幸存者中患肺癌者显著增加。Beebe在对广岛原子弹爆炸幸存者终身随访时发现，距爆心小于1400m的幸存者较距爆心1400m～1900m和2000m以外的幸存者，其死于肺癌者明显增加[1]。

（4）既往肺部慢性感染：如肺结核、支气管扩张症等患者，支气管上皮在慢性感染过程中可能化生为鳞状上皮致使癌变，但较为少见。

（5）遗传等因素：家族聚集、遗传易感性以及免疫功能降低，代谢、内分泌功能失调等也可能诱发肺癌。许多研究证明，遗传因素可能在对环境致癌物易感的人群和（或）个体中起重要作用。

（6）大气污染：发达国家肺癌的发病率高，主要原因是由于在工业和交通发达地区，石油、煤和内燃机等燃烧后，混和沥青公路尘埃产生了含有苯并芘致癌烃等有害物质，污染大气所致。大气污染与吸烟可能互相促进增加肺癌的发病率。

3. 哪些人容易得肺癌?

（1）吸烟和被动吸烟者：流行病学和科学实验

已相继证明，香烟中含有42种致癌物质，患肺癌与吸烟密切相关。研究表明，长期吸烟者中肺癌的患病率较不吸烟者增加10～20倍，是肺癌的易患人群。此外，在不吸烟却罹患肺癌的患者中，25%是被动吸烟者。被动吸烟者所吸进的有害物质往往比主动吸烟更厉害。吸烟者年龄越小，吸烟量越大，烟龄越长，就越危险；女性吸烟者发生肺癌的危险是男性的2倍。

（2）有肿瘤家族史者：很多肿瘤有明显的家族聚集特点，包括肺癌、结肠癌、乳腺癌等。肺癌的遗传性在女性身上表现得更为明显。临床经验表明，把直系亲属有肺癌的患者和没有肺癌家族史的患者分成两组后可看出，前者患病几率是后者的2倍。

（3）有结核病史者：结核病是易发于年轻人的慢性传染病，80%的结核发生在肺部。结核病曾经是危害人类的主要杀手，夺去了数亿人的生命。临床经验表明，不少陈旧的肺结核病灶，日后会成为肺癌的摇篮。有的患者早年曾患肺结核，后来发现结节逐渐增大，最终病理诊断为瘢痕癌。

（4）接触有害化学物质：近年来，大气污染日趋严重，人们越来越多地和有害化学物质亲密接触，肺癌也随之高发，这也是肺癌的易患人群之一。

（5）精神压力大者：过度紧张或精神遭受重创的人是肺癌的易患人群，往往在一段时间内处于应激状态，此时人体的免疫功能低下，疾病会乘虚而入。

（四）肺癌有何危害？

肺癌是恶性肿瘤，对人体的危害性非常大，严重时甚至危及患者生命。支气管被癌阻塞，原来正常的肺泡囊腔不再存在，影响氧气和二氧化碳的交换，病人因此感到胸闷、气短。肺癌占据肺的大部分时，将严重影响肺的呼吸功能。支气管内丰富的神经非常敏锐，长出的病块刺激支气管内神经，就可引起咳嗽，有时咳破了支气管内的血管，可发生咯血。由于支气管被癌肿阻塞或半阻塞，支气管内分泌物即痰液不易排出，可助长细菌繁殖而发生肺炎，出现发热，引发阻塞性肺炎。如果肺癌扩展到胸膜可引起胸痛，也可出现胸水压迫肺脏，加重呼吸困难。如果肺癌向全身扩散，播散到脑或肝脏等人体重要脏器，可引起脑或肝脏的功能紊乱，人体重要脏器受损害过大，就难以维持正常生活，甚至危及生命。癌肿的代谢产物具有一定毒性，癌肿过大，侵犯到人体其他主要脏器，也可危及生命。

二、个人调理攻略

（一）坚持锻炼，劳逸结合

经常进行体育锻炼，胸廓的活动度增加，肋软骨钙化推迟，不但有延缓呼吸器官衰老的作用，还可降低肺癌的发病率。户外空气新鲜，刺激性的飘浮物少，负离子含量高，户外活动可使肺内气体与新鲜的外界空气进行充分的交换，从而减少对肺的不良刺激。但应注意在雾霾天气要避免户外锻炼。

> 提示：雾霾天气气压低，能见度低，空气中悬浮大量尘埃等有毒颗粒、有害气体和毒物，如二氧化硫、一氧化碳、粉尘等会使病情加重，应尽量避免户外锻炼，以免诱发慢性病发作或加重。

肺癌患者应根据个人情况拟定适当的运动调养方案：

1. 早期运动

术后早期运动至关重要，术后第一天应在他人的协助下下床小坐，在床头系一条绳索或绷带协助患者坐起和在床上移动，活动的量逐渐增加直至不需他人协助，可能需花几天时间。维持呼吸道通畅：在医护人员的协助下每天做有效咳嗽和深呼吸训练3~4次，呼吸训练有助于呼吸道的清理、呼吸肌群的恢复，大大降低术后并发症尤其是肺部并发症的发生率。

2. 散步

散步对心脏和肺均有好处，它可以使肺活量增加，肺毛细血管对氧气的吸收率增高，心功能增强。以每分钟五十米的速度缓慢行走，可以使新陈代谢增加75%~85%。

3. 太极拳

太极拳的特点是动作圆滑，动中有静，静中有动，刚柔相济，内外结合，阴阳相贯，如环无端。练太极拳的肿瘤病人可以调心、调身、调息，具有循经顺气，舒筋活血，强身健体，调节阴阳之功效。

4. 排痰训练

肺癌术后，肿瘤患者要积极进行呼吸患者康复训练，防止肺不张及呼吸系统感染。在肿瘤术后24~48小时内，每隔一两个小时，就要让肿瘤患者主动咳嗽、做深呼吸 5 ~ 10 次。肿瘤术后 3 天内，家属要天天协助患者咳嗽、排痰每日 4 ~ 6 次。具体的做法是：站在肿瘤患者非肿瘤手术侧，伸开双臂，十指并拢，从前后胸壁夹扶住患者手术侧胸廓，让患者随着自己做深吸气。当吸气时，轻轻扶着切口，然后嘱患者用力咳嗽，咳嗽时压紧肋骨，助其排痰，同时给患者轻轻拍背。重复数次，直至患者将痰液全部咳出为止。

5. 肌肉训练

由于肺癌手术切口大，切断肌肉多，肿瘤术后极易产生肌肉黏连、强直，因此在患者康复护理中，肌肉功效的恢复也是主要的一环。肿瘤术后第 2 天，家属就要每隔 4 小时协助患者做术侧肩臂曲折、上举、内收等运动，并随时注意观察肿瘤患者的坐姿和走路姿势，发现斜肩、上身侧弯要及时纠正，避免脊椎侧弯。肿瘤术后第 3 天，鼓励并督促肿瘤患者用术侧手臂端茶杯、吃饭、梳头，术侧手超出头顶触摸对侧的耳朵，逐日数次。可在床尾栏上系一根绳索，让肿瘤患者用术侧手臂拉着绳索，自己练习坐起、躺下和下床，可加强术侧肩、臂、背肌的肌张力。

6.　恢复肺功能

肺癌患者在经过治疗后，身体虚弱，各方面都需要好的护理，肺癌护理关键在于如何有效恢复肺的功能，可以适当有规律地做有氧运动，如慢跑、骑车、登山、游泳，循序渐进，持之以恒。

（二）食养肺脏，散结润肺

可以在日常的烹饪中使用一些化痰解毒的药物如鱼腥草、山慈菇，润肺敛肺药物如百合、白果，祛瘀药物如三七。下面介绍一些常见食疗方。

1.　鱼腥草肉丝紫菜汤

配方：鱼腥草（鲜品）50克，猪瘦肉100克，紫菜20克，食用油、精盐少许。

制法：先将猪瘦肉洗净切成丝，入油锅炒片刻备用。鱼腥草去杂质，加入清水适量，大火煎煮15~20分钟，去渣留汤备用；紫菜加水适量浸泡10分钟，待泥沙沉淀后，捞起滤干备用。将鱼腥草汤再煮沸，加入猪瘦肉丝和紫菜，煮10~15分钟，加精盐调味。

服法：饮汤食肉。

功效：清热解毒，散结化痰，滋阴润燥。

适用人群：适用肺癌属于痰热雍肺者，症见咳嗽、口干，痰黄稠；或咯吐脓血痰，伴发热口苦；舌质红，苔薄黄，脉数者。

2. 山慈菇白果煮鸡蛋

配方：取山慈菇10克，白果6克，鸡蛋一个，盐适量。

制法：先将白果去壳及衣，用清水先浸渍半天，山慈菇洗净。再将鸡蛋的一端开一小孔。最后将鸡蛋与白果、山慈菇一起放入锅内，加清水适量，文火煮1小时后，加盐调味。

服法：喝汤食蛋。

功效：清热解毒，化痰定喘，滋阴补肺，敛气润燥。

适用人群：适应肺癌属于痰热阻肺者，症见咳嗽痰少，喘促少气，口干口苦；舌质红，苔薄黄、脉数无力。

3. 白菜干猪肺汤

配方：用猪肺250克，白菜干100克，蜜枣5枚，盐适量。

制法：先将猪肺切成片状，用手挤去猪肺内气管中的泡沫，洗净；菜干洗净，切段；蜜枣去核。

再将猪肺、菜干、蜜枣放入锅内，加清水适量，同煮约1小时，加盐调味。

服法：饮汤食猪肺和菜干。

功效：清热润肺，止咳化痰。

适用人群：适应肺癌属于热痰型，症见咳嗽口干，痰少难咯，舌质红，苔黄，脉弦数者。

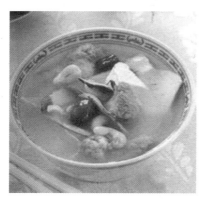

4．三七鸡汤

配方：取鸡肉250克，三七粒、吉林参各10克，盐适量。

制法：先将三七粒捣碎；将鸡肉、吉林参洗净。再将全部用料放入锅内，加清水适量，文火煮1小时，加盐调味。

服法：饮汤食鸡肉。

功效：祛瘀止痛，养胃益气。

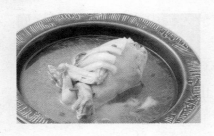

适用人群：适应肺癌症见咳嗽，咯血，胸痛，痛有定处；舌暗红，苔薄白，脉弦细，气虚血瘀所致者。

5. 三七藕汁炖鸡蛋

配方：用莲藕汁100毫升，三七末5克，鸡蛋1个，冰糖或白砂糖少许。

制法：将鸡蛋去壳打散，加入莲藕汁、三七末，拌匀，隔水大火蒸熟。可加少许冰糖或白砂糖（方块糖）调味。

服法：饮汁食蛋。

功效：清热凉血，活血祛瘀。

适用人群：适应肺癌患者症见咳嗽、胸痛、咯血痰者。

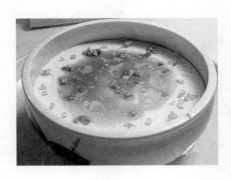

6. 百合马蹄蜜枣汤

配方：取马蹄200克，百合100克，蜜枣10枚，冰糖适量。

制法：先将百合洗净，拣去杂质；马蹄去皮，洗净；蜜枣去核。再将用料放入锅内，加清水适量，文火煮1小时，加适量冰糖服食。

服法：饮汤食枣。

功效：滋阴清热，润肺化痰。

适用人群：适应肺癌属于邪热伤阴，痰结于肺所致者，症见咳嗽，口干，睡眠不好；舌质红，苔少或薄白，脉细数。

提示：饮食宜清淡，忌辛辣、荤腥。应戒烟并多饮茶，茶叶中含有茶色素，对T形淋巴细胞转化、巨噬细胞活性有明显增强作用达到抗癌的效果。饮食中避免进食油炸食品及辛辣食品，常吃大蒜，大蒜中含有抗癌物质。

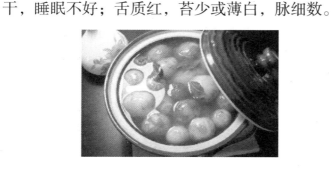

7. 甘蔗松子仁粥

配方：用甘蔗汁500毫升，松子仁30克，糯米50克。

制法：将糯米与松子仁洗净，加清水适量煮粥，然后加入甘蔗汁煮开后服用。

服法：喝粥。

功效：清热生津，润燥止渴，补肺健脾。

适用人群：适应肺癌属于气阴不足者，症见咳嗽，干咳，久咳不愈，痰黏稠，难咯出；口干乏力，大便干硬，精神疲倦；舌质红，苔少或薄白，脉细数。

（三）误区

1. 饮食误区

肺癌患者应根据体质以及具体病情选择正确的食养方案。宜进食清淡、易消化，偏清热或燥湿化痰的食品，切忌肥甘厚腻、温补之品，亦忌饮酒及恣食辛辣、生冷、咸甜之品。肺癌患者饮食应该多摄入高蛋白食品，加强营养，提高免疫力，但很多患者在饮食调养方面陷入了误区，不少患者滥用滋补之品，或过食肥甘厚味、辛辣刺激、煎炸燥热之品，殊不知饮食与身体状况不和，反而加重了病情。

　　根据患者体质不同，瘀血体质的人宜选用具有活血化瘀功效的食物，如黑豆、山楂、黑木耳、洋葱、香菇、玫瑰花等，避免进食有涩血作用的食物，如乌梅、苦瓜、石榴等。高脂肪、高胆固醇的食物也不可多食，如蛋黄、虾子、奶酪等。脾胃虚弱者可适当进食健脾益气的食物，如小麦、山药、大枣、莲子、蚝肉、小米、粳米等。适当吃食用菌类能调节免疫功能，如香菇、蘑菇等，不可使用过于黏腻或难以消化的食物，寒凉的食物亦影响脾胃运化，如西瓜、苦瓜等，不适合于气虚患者。采用清蒸煨炖法制作的食物原汁原味，不但营养物质破坏、流失少，而且吃起来爽口清润，不生痰浊，特别适合气虚患者。素体阴虚体热者应进食滋阴润燥的食物，如银耳、雪梨、冰糖、百合等，切勿进食辛辣或温燥的食物如辣椒、饼干之类，烹调时亦以清炖、清蒸为主，避免油炸、爆炒。

2. 锻炼误区

主要为过度锻炼、带病锻炼、雾霾天锻炼。

3. 用药误区

不少肺癌患者存在用药误区，主要表现为滥用滋补药物。殊不知补应有道，不适当地使用滋补药物，反而滞邪，甚至酿生他病。

值得一提的是，很多患者误以为药物治疗就是疾病防治的全部，忽视了吸烟、饮食、空气污染等环境因素的影响。实际上，良好的生活方式和饮食习惯及保持愉快的心情，对肺癌的防治尤为重要。

三、名家防治指导

（一）西医治疗

1. 非小细胞肺癌的治疗

（1）手术治疗：手术治疗是非小细胞肺癌治疗最主要、最有效的手段。手术治疗必须遵循以下原则：最大限度地切除肿瘤及其转移组织，最大限度地保留有功能的肺组织。常用的手术方式有肺叶切除术，支气管、肺血管成形肺叶切除术，全肺切除术，局部切除术，纵隔淋巴结切除术，电视胸腔镜切除术等，其中以肺叶切除术为首选术式。

（2）放疗：根据治疗的目的可分为根治性放疗、姑息性放疗、术前放疗、术后放疗及近距离放疗等。根治性放疗适用于局限在一侧胸腔内的肺癌。姑息性放疗以减轻痛苦、缓解症状、提高生存质量、延长生命为基本原则。术前放化疗用于缩小肿瘤，利于手术。术后放疗用于肿瘤切除不彻底有残留或手术切缘阳性者。

（3）常规化疗：化疗对非小细胞肺癌仅能起姑息性治疗作用，目前主要用于：Ⅳ期和不可手术Ⅲ期非小细胞肺癌的综合治疗；新辅助化疗；术后辅助化疗。

（4）分子靶向治疗

2. 小细胞肺癌的治疗

（1）化疗：化疗是小细胞肺癌的主要治疗手段之一，有效的联合化疗可增加患者中位生存期4～5倍。

（2）放疗：放疗也是治疗小细胞肺癌的重要手段，但单纯放疗中位生存期仅3～4个月，须与化疗联合。

（3）手术：手术在小细胞肺癌治疗中起辅助作用。对于常规放化疗后未获完全缓解的局限期小细胞肺癌且在技术上又是可完全切除的，也可考虑手术切除。

（4）免疫增强治疗：香菇多糖、云芝多糖、溶链菌等均为非特异性免疫增强剂，白细胞介素为代表的细胞因子传输治疗均可改善患者症状，提高患者生存质量，延长生存时间。

（二）中医治疗

1. 分型治疗

肺癌是因虚而得病，因虚而致实，是一种全身属虚，局部属实的疾病。其病机为阴阳失调，宣降失司，气机不利，血行受阻，津液失于输布，津聚为痰，痰凝气滞，瘀阻络脉，于是邪气瘀毒胶结，日久形成肺部积块。

（1）阴虚内热

证候：咳嗽，胸胁胀满，咯痰不爽，胸痛彻背，痛有定处，有时痰中带血，潮热盗汗，气急口干，溲黄，便秘。舌质红，有瘀斑或瘀点，苔薄黄，脉细数。

治法：养阴清热。

方药：百合固金汤加减。

（2）气阴两虚

证候：干咳，或咳嗽少痰，气短乏力，自汗盗汗，口干。舌质淡红，苔薄白，脉细弱。

治法：养阴益气。

方药：沙参麦冬汤加减。

（3）气滞血瘀

证候：咳嗽不畅，胸胁胀满，咳痰不爽，胸痛彻背，痛有定处，有时痰中带血，气急。舌质暗，有瘀斑或瘀点，脉弦或细弦。

治法：行气化瘀。

方药：血府逐瘀汤加减。

（4）脾虚湿困

证候：咳嗽痰多，纳少腹胀，大便溏泄。舌质淡或淡胖、边有齿印，苔白腻，脉滑或弦滑。

治法：健脾燥湿。

方药：二陈汤加减。

（5）阴阳两虚

证候：咳嗽气急，动则气喘，腰膝酸冷，夜间尿频，口干。舌质淡红，苔黄，脉沉细弱。

治法：温阳滋阴。

方药：桂附八味丸加减。

2. 常用中成药

（1）西黄丸，3克×8瓶/盒；每次3克，每日2次，连服3个月为一个疗程。

（2）平消胶囊，0.23×100粒/瓶；每次4～8粒，每日3次，60天为一个疗程。用药期间忌食生冷及刺激性食物，可与手术治疗、放疗、化疗同时进行。

（3）复方斑蝥胶囊，0.25克×60粒/盒；每次3粒，每日2次。连服3个月为一个疗程。用于原发性肝癌、肺癌、直肠癌、恶性淋巴瘤、妇科恶性肿瘤等。

（4）贞芪扶正颗粒，15克×10袋/盒；每次1袋，每日2次。有提高人体免疫功能，保护骨髓和肾上腺皮质功能，用于各种疾病引起的虚损，配合手术、放疗、化疗，促进正常功能的恢复。

（5）贞芪扶正胶囊，48粒/瓶；每次6粒，每日2次。配合手术、放疗、化疗，促进正常功能的恢复。

（6）参一胶囊，10mg×16粒/盒；每次2粒，每日2次，8周为一个疗程。与化疗配合用药，有助于提高原发性肺癌、肝癌的疗效，可改善肿瘤患者的气虚症状，提高机体免疫功能。

（7）参莲胶囊，0.5g×60粒/盒；每次6粒，每日3次。用于由气血淤滞、热毒内阻而致的中晚期肿瘤患者。

（8）复方红豆杉胶囊，12粒/板×1板/盒；每次2粒，每日3次，21天为一个疗程。用于气虚痰瘀所致中晚期肺癌化疗的辅助治疗。

3. 验方、便方

（1）生黄芪30克，云芝30克，半枝莲30克，全蝎6克，蜈蚣4克，薏苡仁30克，白花蛇舌草30克。每日一剂，水煎两次，分两次服。适用于各型肺癌。

（2）太子参10克，白术10克，冬虫夏草6克，茯苓10克，当归15克，白芍15克，生地15克，熟地15克，黄芪30克，菖蒲10克，儿茶10克。每日一剂，水煎两次，分两次服。适用于晚期肺癌。

（3）黄芪15克，党参15克，象贝母9克，当归6克，白芍12克，麦冬12克，土茯苓30克，山慈菇12克。每日一剂，水煎两次，分两次服。适用于晚期肺癌。

（4）银耳10克用清水泡发洗净，燕窝、陈皮各5克，加水共炖汤，即可食。

（5）人参2克研末，鹿角胶2克炙研，与薄荷、葱叶各适量煎汤。咳时温饮。

（6）垂盆草、白英各30克。水煎服，逐日1剂。

（7）核桃树枝200克，鸡蛋4个。把核桃枝稍剪碎，水煎半小时后，将鸡蛋放入煮熟去壳，用竹签扎遍小孔，再放药汤内煮1小时即成。早晨空腹

1次吃完或分2次吃，吃1个月后休息7天，以后再服第二疗程。

（8）食醋500克与红糖250克共煮沸，冷却后，浸入大蒜瓣适量，10天后可食。

（9）百合120克，清水浸泡1宿捞出，同蜂蜜30克拌匀，隔水蒸熟，含数片细嚼食。

（10）新鲜蒲公英适量，捣碎直接敷于痛处，外盖3层纱布，中夹1层凡士林纱布以防药汁蒸发。主治肺癌所致疼痛。

4. 针灸推拿等外治疗法

（1）针灸疗法

1）针刺：主穴取风门、肺俞、天泉、膏肓、中府、尺泽、膻中，以及痛部压痛点。配穴取列缺、内关、足三里。耳穴取上肺、下肺、心、大肠、肾上腺、内分泌、皮质下、鼻、咽部、胸等。补泻兼施，每日1次，每次留针20～30分钟。适用于各期肺癌。针灸治疗可配合中药同时使用。

2）针刺和穴位注射：取百合、内关、胸区、风门、肺俞、定喘及丰隆穴。并以20%～50%紫河车注射液14～16ml，分别注入足三里和大椎穴。每日或隔日1次，连续治疗15天为一个疗程。休息3～5天，再行第二疗程。适用于肺癌疼痛者。

（2）推拿疗法：取穴风池、大椎、肩井、命门、曲池、合谷等。采用擦、拿、抹、摇、拍击等手法。能扶正固本，宽胸理气。适用于肺癌气机不畅而咳嗽、喘气、胸痛者。

（3）雾化吸入疗法：金银花15克，白茅根15克，夏枯草15克，野菊花10克，桑叶10克，山豆根10克，半枝莲10克，紫草10克，胖大海10克，桔梗10克，薄荷6克（后下），冰片3克。煮沸后，令患者吸入药物之蒸气。用于肺癌各证。

（4）外敷药物

1）癌痛散：山柰、乳香、没药、姜黄、栀子、白芷、黄芩各20g，小茴香、公丁香、赤芍、木香、黄柏各15g，蓖麻仁20粒。上药共为细末，用鸡蛋清调匀外敷乳根穴，6小时换药一次，适用于肺癌痛者。

2）蟾酥消肿膏：由蟾酥、细辛、生川乌、七叶一枝花、红花、冰片等20余味中药组成，用橡胶氧化锌为基质加工制成中药橡皮膏。使用前先将皮肤洗净擦干，再将膏药贴敷在疼痛处，每隔24小时换药1次。适用于肺癌痛者。

3）消积止痛膏：取樟脑、阿魏、丁香、山柰、白蚤休、藤黄等量，分研为末，密封备用。根据肺癌疼痛部位，将上药按前后顺序分别撒在胶布上，敷贴于患处，随即以50℃左右热毛巾敷于膏药上30分钟，以不烫伤皮肤为度，每日热敷3次，5~7天换药1次。

（三）康复

1. 肺癌手术后身体较虚弱，应及时补充患者身体所需，多食用高营养、高热量、高蛋白质及高维生素的营养食物，诸如牛奶、新鲜蔬菜水果、动物肝脏、鸡蛋、瘦肉及豆制品等，同时适当增加患者的进食量和进食次数。另外还要注意忌食辛辣油腻食物如辣椒、生葱蒜、肥肉等物，忌烟酒等刺激性食物，因容易生痰，导致热助邪胜，邪热郁内而不达，久之可酿成痰热上犯于肺，加重病情。

除了日常饮食调养，药膳是食物与药物的巧妙结合，既有强身作用，又可起到药物治疗作用，需要以中医理论为基础去调配，要因人、因时灵活选材，日常所吃的许多食物也有寒、热、温、凉之别。比如放疗时，病人常会出现口舌干燥、便秘等症，饮食就可选用养阴、清热、生津之品，如冬瓜、白萝卜、梨、猕猴桃等。如有脾胃虚寒症状，可选健脾温阳食物，如桂圆、干姜、羊肉等。多吃富含维生素A及维生素C的食物及清肺润肺食物如胡萝卜、葡萄、百合、慈菇、炒杏仁、白果、核桃仁、芦笋、罗汉果、枇杷等。

2．要注意劳逸结合，逐渐增加活动量，并适当做力所能及的家务劳动，为重新投入工作和社会生活做积极的准备。

3．保持良好的心境，乐观的情绪，增强信心，做好自我的心理调节，树立乐观向上的状态，坚决与疾病作斗争的精神。

4．完全禁止吸烟。不论什么时候戒除，都为时不晚。

5．不要到人多的或空气污浊的公共场所去，避免外感和呼吸道感染。

（四）预防

1．禁止和控制吸烟

吸烟致肺癌的机理现在已经研究得较清楚，流行病学资料和大量的动物实验业已完全证明吸烟是致肺癌的主要因素。肺癌患者不但要戒烟，而且还要避免被动吸烟，因为烟中的化学物质如焦油、尼古丁、氰氢酸等有强致癌作用。国外的研究已经证明戒烟能明显降低肺癌的发生率，且戒烟越早肺癌发病率降低越明显。因此，戒烟是预防肺癌最有效的途径。现就从禁烟问题开始就要做好如下的肺癌的预防：①应立即禁烟。②减少被动吸烟的危害。

2. 保护环境

已有的研究证明，大气污染是一个重要的致肺癌因子，其中主要有3，4-苯并芘，二氧化硫、氧化氮和一氧化碳等。大气污染、沉降指数、烟雾指数、苯并芘等暴露剂量与肺癌的发生率成正相关关系，保护环境、减少大气污染是降低肺癌发病率的重要措施，其主要有以下几方面：①限制城市机动车的发展，改进机动车的燃烧设备，减少有毒气体的排出。②研究无害能源，逐步取代或消灭那些有害能源。③改进室内通风设备，减少小环境中的有害物质。

3. 职业因素的预防

许多职业致癌物增加肺癌发病率已经得到公认，减少职业致癌物的暴露就能降低肺癌发病率。应从以下几点开始着手做好肺癌的预防：①在粉尘污染的环境中工作者，应戴好口罩或其他防护面具以减少有害物质的吸入。②改善工作场所的通风环境，减少空气中的有害物质浓度。③改造生产的工艺流程，减少有害物质的产生。

4. 科学饮食

饮食应富于营养和维生素 A、维生素 D，肺癌的预防应多吃新鲜蔬菜和水果。

5. 精神调摄

要保持精神愉快向上，不能为一些小事而闷闷不乐。

四、药食宜忌速查

（一）中西药物相互作用

肺癌是一种恶性消耗性疾病，疾病进展可严重影响日常生活和工作能力，甚至危及生命。西医治疗药物主要有抗肿瘤药物顺铂、卡铂、草酸铂、紫杉醇、多西紫杉醇、拓扑替康、伊立替康、足叶乙甙、培美曲塞、吉西他滨等，以及分子靶向药物吉非替尼、厄洛替尼、贝伐单抗为主，中医药常作为辅助性治疗。不容忽视的是中药可能会通过各种不同的机制来影响合并使用的抗肿瘤药物的代谢、吸收、分布或消除。其中之一是药物代谢酶和转运体的活性被诱导或抑制，使抗肿瘤活性药物的血浆浓度降低或升高，导致治疗失败或毒性反应。当中药与抗肿瘤药物合用时，药物代谢动力学的各个环节都可能随之改变。其中，吸收的改变将导致吸收率或口服利用度的变化。中药对化疗药物代谢动力学的改变可能最终导致肿瘤治疗中的治疗失败或毒性反应。

（二）饮食宜忌

1. 宜

（1）多食具有增强机体免疫、抗肺癌作用的食物，如薏仁米、甜杏仁、菱角、牡蛎、海蜇、茯苓、山药、大枣、四季豆、香菇、核桃。

（2）咳嗽多痰宜吃白果、萝卜、荠菜、杏仁、橘皮、枇杷、橄榄、橘饼、荸荠、海带、紫菜、冬瓜、苦瓜、莴苣、茄子、梅、丝瓜、芝麻、无花果、松子、核桃、淡菜、罗汉果、桃、橙、柚子。

（3）发热宜吃黄瓜、冬瓜、西瓜、菠萝、梨、柿子、橘子、柠檬、橄榄、桑葚子、荸荠、鸭、青鱼。

（4）咯血宜吃青梅、藕、甘蔗、梨、海蜇、莲子、菱角、海带、荞麦、黑豆、豆腐、荠菜、茄子、牛奶、牡蛎、淡菜。

（5）饮食要均衡，不偏食，荤素搭配，粗细搭配，食物品种越多越好。女性每天摄入蔬果不少于500克，谷物主食必不可少，同时做到限盐少油。

（6）在烹调时多用蒸，煮，炖，尽量少吃油炸，油煎食物。

（7）手术以后，饮食的调养可以食用益气养血且理气散结的物品，用来巩固疗效，可以促进身体的康复。比如山药粉、糯米以及薏仁米、菠菜、海带、泥鳅、鲫鱼和大枣以及橘子与山楂等。

（8）放疗的时候，饮食适合吃甘凉滋润的东西，比如枇杷、梨和香蕉、莲藕以及胡萝卜与海蜇等。

（9）化疗的时候，容易出现消化道的反应以及骨髓抑制的现象，可以食用和胃降逆以及益气养血的东西，比如说鲜姜汁、甘蔗汁、鲜果汁和番茄、粳米以及白扁豆、灵芝和黑木耳等。

2. 忌

（1）忌烟。烟草中有十余种化学致癌物质，如苯并芘、砷、亚硝胺、儿茶酚等。烟从口吸入，对肺有直接侵害作用。

（2）忌食"发物"，如猪头肉、狗肉、公鸡、老鹅、母猪肉、荞麦面等。这些发物容易生热化火，灼伤血络，引起咯血、咳嗽等证候。选用能增强机体免疫力、有助于药物抑制癌细胞的海蜇、大黄鱼，可选用的食品，如甜杏仁、米仁、菱、薜荔果、牡蛎、海龟、梭子蟹、蛤蜊、蚝蚧、海参等。

（3）忌食辛辣及调味品，如辣椒、姜、葱、生蒜、胡椒等。这些食物能刺激呼吸道，引起咳嗽等症，对病情不利。

（4）忌食油炸、烟熏、烘烤、腌腊食物。这些食物既少营养又难消化，且有些带有苯并芘等致癌物质。

3. 饮食误区

（1）补品滥用，不能急于进补：虽然癌症病人需要营养，但是由于癌症在侵蚀人体过程中，严重破坏了人体各个器官的功能，使病人的味觉减退，食欲下降，消化功能很差，致使食欲减退，营养吸收不良，各项代谢发生障碍。这时如果一味给病人进食龟、甲鱼、海参等不易消化的大补食物，不但不能消化吸收，还会加重胃肠消化吸收功能的障碍，进一步加重厌食。实是欲速则不达，反而有害。

（2）用炒、烙、煎、炸等烹调方法制作的食物：经过炒、烙、煎、炸过的食物，火气重而难以消化，应尽量采用蒸、煮、烩等制作方法。

（3）认为肺癌病人多吃豆制品好，因为豆制品富含营养。黄豆中的蛋白质能阻碍人体对铁元素的吸收，过量摄入黄豆蛋白质会使肺癌病人出现缺铁性贫血。由此可见，无论是多么有益的食物，也是以适量为宜，多多益善这种想法是最大的误区。

（4）重食轻饮：病人和家属常常是重视吃什么、怎样吃，而对饮水方面的调理则有所疏忽。事实上，癌症破坏人体水和电解质的平衡是一样严重，而水的平衡是人体赖以生存的必不可少的。因此在防治和康复过程中，就很需要注意病人饮水的正确调理。

五、医患互动空间

（一）专家答疑

1. 肺结核患者为何容易发生肺癌？

肺结核患者尤其是已经治愈肺结核发生的瘢痕处易发生肺癌。

肺部的基础疾病是肺癌的发病因素之一：肺部慢性疾病如肺结核、矽肺、尘肺等可与肺癌并存。

这些病例癌肿的发病率高于正常人。此外肺支气管慢性炎症以及肺纤维疤痕病变，在愈合过程中可能引起鳞状上皮化生或增生，在此基础上，部分病例可发展成为癌肿。从大环境方面分析可能与城市乡村医疗条件改善，结核病人都能得到强有力的抗结核药物治疗，结核病人死亡率明显降低，结核病患者趋向老龄化有关。同时，环境污染、吸烟、身体免疫功能的降低等因素也使发生肺癌的机会增多。肺结核患者易患肺癌的主要病理机制为：结核性瘢痕组织阻碍淋巴回流，很可能引起致癌物的积聚，诱发癌症。结核病灶周围支气管扩张，引流不畅，有利于致癌物在呼吸道潴留。结核病灶的慢性刺激促使病灶与邻近组织上皮细胞异常增生。

2. 青少年吸烟为什么患肺癌的危险性更大？

青少年的肺组织对致癌物质更敏感，今后发生肺癌的危险性更大。

青少年还处于成长发育阶段，体内增殖性细胞较成年人多，一旦受到致癌物质影响，带来细胞变异的几率明显增大。有统计资料表明，19岁前吸烟者比25岁以后才吸烟者，患肺癌后死亡率高出2.0～2.5倍。从青少年健康和前途考量，一定要劝说青少年远离烟草，养成不吸烟的好习惯。有人指出，如能禁止吸烟，即可能防止90%以上的肺癌发生率。青少年肺癌中，患小细胞未分化肺癌的人数多，而这种类型癌细胞分化程度差，发展迅速，转移较早，所以晚期肺癌并不少见，且手术切除可能性较小，预后反而很差。

3. 肺癌有没有遗传性？

肺癌具有一定的遗传倾向而非遗传病。

肺癌是一种具有遗传性的疾病类型，这一点已经被医学研究所证实，特别是对青年人来说。中青年人患肺癌的主要危险因素是遗传和吸烟。日本学者进一步就不同组织类型的发病情况进行遗传流行病学研究，发现35.8%的肺鳞癌患者有肺癌家族史，与其他人群相比有显著差别；58.3%的肺泡细胞癌的女性患者有肺癌家族史，并且她们中3/4的人双亲患有肺癌。据了解，有很多女性得肺癌都是因为遗传因素造成的。这不但支持了肺癌的家族史增加个体患肺癌的危险性，而且也说明了女性对肺癌的遗传易感性比较高。肺癌会不会遗传呢？以上这些就是专家关于这个问题的解答了，大家都知道了肺癌是会遗传的，所以有家族史的人就一定要注意定期进行身体检查，如果发现疾病的话要及时采取合理的治疗措施。另外保持心情舒畅，规律的生活，充分的营养，适当的体能锻炼，也是预防的重要点。

4. 怎样才能早期发现肺癌?

肺癌治疗成功的关键在于早期诊断。

早期诊断的关键在于加强卫生宣教，普及防癌知识。尽量缩短肺癌的确诊时间。有长期吸烟史者，尤其是吸烟指数（即每天吸烟支数 × 吸烟年数）大于400支年者，若出现下列情况时则应高度警惕患肺癌：①刺激性咳嗽持续2～3周，抗炎治疗无效；或原有慢性呼吸道疾病，咳嗽性质改变者。②持续痰中带血而无其他原因可解释者。③不明原因的持续性胸痛。④反复发生同一部位的肺炎，特别是段性肺炎。⑤难以治愈的肺脓肿，无毒性症状及大量脓痰，抗炎治疗疗效不明显者。⑥原因不明的四肢关节疼痛及杵状指（趾）。⑦X线胸片上局限性肺气肿，段、叶性肺不张，孤立性圆形病灶和单侧性肺门阴影增大者。⑧肺结核在有效抗痨治疗过程中，病灶已趋于稳定，又突然出现新的病灶者。⑨增长快而中毒症状重的血性胸腔积液患者。若出现以上可疑症状，应及时到医院检查。如拍胸片，痰中找癌细胞，必要时行胸部CT、纤维支气管镜检查，以期早期发现、早期治疗。

5. 肺癌容易转移到哪些部位?

主要有骨、肾上腺、脑等其他部位转移。

肺癌可以通过血道、淋巴道、局部直接扩散蔓延等一些方式转移。肺癌转移还和手术有关,手术残余癌细胞多,患者体质弱就更容易发生转移。转移的部位主要有骨转移,肾上腺转移,脑转移等。

6. 肺癌手术及放化疗后,应多长时间复查?

根据患者病情,如果没有特殊症状,一般在前2年内,可以每3个月复查一次;2年之后,5年之内,可以每半年复查一次;5年之后,可每年全面复查一次。如果出现身体不适,可随时复查。肺癌是一种全身性疾病,同时也是一种慢性疾病,定期复查是每个患者必做的"功课",不要因为害怕检查而终止随访,也没有必要因过度担心而频繁检查。

肺癌术后主要复查以下内容:①血常规、肝肾功能、心电图等。②定期拍胸片或CT,以监测肺内有无转移灶。③腹部B超检查,以观察肝脏的情况。④如出现腰痛、肢体疼痛等症状,则应予同位素骨扫描检查以观察是否有骨转移。⑤如出现头痛,且疼痛剧烈、进行性加重,则应做颅脑CT或MRI检查,以明确是否已发生脑部转移。

⑥定期查肿瘤标志物，如CEA、CA125、CA153、CA199等。

7. 中医治疗肺癌的优势有哪些？

抑制肺癌细胞增殖，提高机体免疫力，减轻化疗毒副作用。

中医虽然不是治疗肺癌的主要方法，但是其在辅助治疗方面有着独特的优势：①抑制肺癌细胞增殖，延长患者生存期。肺癌之所以病情进展如此之快，主要是由于癌细胞增殖速度远远高于正常细胞。中药能抑制肺癌细胞增殖，并能使部分癌细胞形态及亚细胞结构向正常方向逆转，从而延缓病情的进展，减少肺癌转移，延长患者生存期。②可提高机体免疫力发挥抗肿瘤作用。肺癌患者处于免疫力低下状态，尤其是实行化疗（化疗药物一般多是免疫抑制药）的患者。当免疫功能低下时，肿瘤不易被控制，易加快复发或转移进程。因而提高机体免疫力对肺癌的治疗尤为重要。从增强机体免疫功能方面来说，其发挥抗肿瘤作用的效果良好。③减轻化疗毒副作用，改善患者生活质量。目前临床使用的抗肿瘤化疗药物均有不同程度的毒副作用，它们在杀伤肿瘤细胞的同时，又杀伤正常组织的细胞，尤其是杀伤人体中生长发育旺盛的血液、淋巴组织细胞等，造成消化系统、造血系统、免疫系统、神经系统、皮肤和黏膜反应、心脏反应、肺毒性反应、肾功能障碍及其他反应。

（二）名医名院

1. 华北地区

所在地	医院名称	医院地址	姓名	职称
北京	北京肿瘤医院	北京市海淀区阜成路52号	王　洁	主任医师
			朱广迎	主任医师
			杨　跃	主任医师
	中国医学科学院肿瘤医院	北京市朝阳区潘家园南里17号	石远凯	主任医师
			高禹舜	主任医师
			冯勤付	主任医师
	解放军307医院	北京市丰台区东大街8号	刘晓晴	主任医师
			黄乃祥	主任医师
			申　戈	副主任医师
	中国中医科学院广安门医院	北京市西城区广安门内北线阁5号	林洪生	主任医师
			花宝金	主任医师

续表

所在地	医院名称	医院地址	姓名	职称
北京	北京中医药大学东直门医院	北京市东城区海运仓5号	李　忠	主任医师
			侯　丽	副主任医师
	北京中医药大学东方医院	北京市丰台区芳星园一区6号	王　沛	主任医师
			胡凯文	主任医师
天津	天津肿瘤医院	天津市河西区体院北环湖西路	王长利	主任医师
			赵路军	主任医师
			尤　健	主任医师
			李　凯	主任医师
	天津中医药大学第一附属医院	天津市南开区鞍山西道314号	田　菲	主任医师
			贾彦焘	主任医师
河北	河北省中医院	石家庄市中山东路389号	刘经选	主任医师

2. 华东地区

所在地	医院名称	医院地址	姓名	职称
上海	上海市肿瘤医院	上海市徐汇区东安路270号	陈海泉	主任医师
			相加庆	主任医师
			李鹤成	主任医师
			傅小龙	主任医师
			王佳蕾	副主任医师
	上海瑞金医院	上海市瑞金二路197号（永嘉路口）	叶正宝	主任医师
			陈中元	主任医师
			曹卫国	副主任医师
	曙光医院	上海市浦东新区张江张衡路528号	朱惠蓉	主任医师
			周荣耀	主任医师
	上海中医药大学附属龙华医院	上海市宛平南路725号	田建辉	主任医师
			刘嘉湘	主任医师
	上海中医药大学附属岳阳中西医结合医院	上海市甘河路110号	张庆荃	主任医师
			钱　钢	副主任医师

续表

所在地	医院名称	医院地址	姓名	职称
浙江	浙江省肿瘤医院	杭州市半山桥广济路38号	陈奇勋	主任医师
			陈 明	主任医师
			张沂平	主任医师
			张爱琴	主任医师
	浙江省中医院	杭州市邮电路54号	郭 勇	主任医师
			周维顺	主任医师
山东	山东省肿瘤医院	山东省济南市济兖路440号	杨瑞森	主任医师
			匡建民	主任医师
			袁双虎	副主任医师
	山东省中医院	西院：山东省济南市文化西路42号	周晓园	主任医师
		东院：山东省济南市经十路16369号	齐元富	主任医师
江苏	江苏省人民医院	南京市广州路300号	束永前	主任医师
			殷咏梅	主任医师
			孙新臣	主任医师
			陈 亮	主任医师

续表

所在地	医院名称	医院地址	姓名	职称
江苏	江苏省中医院	南京市秦淮区汉中路155号	王瑞平	主任医师
			周贤梅	主任医师
			于大海	主任医师
	江苏省肿瘤医院	南京市百子亭42号	许　林	主任医师
			朱　军	主任医师
			史美祺	主任医师
			吴燕波	主任医师
	南京军区总医院	江苏省南京市玄武区中山东路305号	陈龙邦	主任医师
			宋　勇	主任医师
			李德闽	主任医师
安徽	安徽省中医院	安徽省合肥市梅山路117号	周晋华	主任医师

3. 华南地区

所在地	医院名称	医院地址	姓名	职称
广东	中山大学肿瘤防治中心	广州市东风东路651号	张立军	主任医师
			龙　浩	主任医师
			曾灿光	主任医师

所在地	医院名称	医院地址	姓名	职称
广东	广东省人民医院	广州市中山二路106号	吴一龙	主任医师
			杨矜记	主任医师
			王　震	副主任医师
	广东省中医院	广州市大德路111号	吴万垠	主任医师
			张海波	主任医师
			罗海英	副主任医师
	第一军医大学附属南方医院	广州市广州大道北1838号	罗荣城	主任医师
			文金序	主任医师
福建	福建省肿瘤医院	福州市福马路420号	黄　诚	主任医师
			庄　武	主任医师
			何志勇	主任医师
			许　凌	副主任医师

4. 华中地区

所在地	医院名称	医院地址	姓名	职称
湖北	华中科技大学同济医学院附属同济医院	武汉市硚口区汉口解放大道1095号	于世英	主任医师
			管竞贤	主任医师
			胡国清	主任医师

所在地	医院名称	医院地址	姓名	职称
湖北	华中科技大学同济医学院附属协和医院	武汉市解放大道1277号	伍　钢	主任医师
			刘　莉	主任医师
			董晓荣	主任医师
	武汉大学人民医院	武汉武昌区张之洞路（原紫阳路）99号解放路238号	宋启斌	主任医师
			陶卫平	主任医师
			张一桥	主任医师
	武汉大学中南医院	武汉市武昌东湖路169号	周云峰	主任医师
			谢丛华	主任医师
			胡凯文	主任医师
湖南	中南大学湘雅医院	长沙市湘雅路87号	钟美佐	主任医师
			黄俊辉	主任医师
			曾　珊	主任医师
			李　斌	主任医师
	湖南省肿瘤医院	长沙市岳麓区桐梓坡路283号	陈建华	主任医师
			罗永忠	主任医师
河南	河南省人民医院	郑州市纬武路7号	仓顺东	主任医师

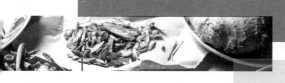

第二部分
乳腺癌的防治与指导

一、基础知识导航

（一）什么是乳腺癌？

乳腺癌是指在各种内外致癌因素的作用下，乳腺导管上皮细胞失去正常特性而异常增生，以致超过自我修复的限度而发生癌变的疾病。主要症状有乳腺肿块、乳头溢液、皮肤改变、乳头乳晕异常，或伴有腋窝淋巴结肿大。

（二）乳腺癌如何自我诊断？

如摸到乳房上的包块、乳头有血性液体溢出、乳房湿疹样改变，乳房皮肤有轻度凹陷/增厚变粗/毛孔增大、腋下长了个包块等症状，请立即就医。

（三）乳腺癌发病情况知多少

1. 发病率高

据国家癌症中心和卫生部疾病预防控制局2015年公布的2012年恶性肿瘤登记资料分析显示：全国肿瘤登记地区乳腺癌发病率位居女性恶性肿瘤的第1位，女性乳腺癌发病率在全国合计为27.3/10万，死亡率为6.2/10万。其中女性占99%，男性仅占 1%。

2. 乳腺癌的病因

乳腺癌的发病原因比较复杂，它由多种因素长期相互作用导致，这些因素包括：遗传、激素、社会环境、自然环境、饮食及免疫功能降低等。

（1）激素分泌紊乱：乳腺癌属于一种激素依赖性肿瘤，体内雌激素水平增高是乳腺癌的一个重要发病原因，包括内源性和外源性雌激素变化。体内雌激素的分泌增多，可以使乳腺导管上皮细胞过度增生而发生癌变，服用雌激素或含雌激素的补品亦可诱发乳腺癌。

（2）遗传因素：乳腺癌有明显的家族遗传倾向。所谓家族史是指一级亲属（母亲，女儿，姐妹）中有乳腺癌患者。流行病学调查发现，5%～10%的乳腺癌是家族性的。如有一位近亲患乳腺癌，则患病的危险性增加 1.5～3 倍；如有两位近亲患乳腺癌，则患病的危险性将增加 7 倍。发病的年龄越轻，亲属中患乳腺癌的危险越大。

（3）月经生育哺乳改变：大量调查研究证明，月经初潮早（<12 岁），绝经迟（>55 岁）；未婚，未育，晚育，未哺乳的妇女发生乳腺癌的概率相对较大。

（4）不良生活习惯：精神抑郁，高脂、高热量饮食，绝经后肥胖，长期吸烟，过量饮酒等是乳腺癌的主要危险因素。

（5）某些职业和环境因素：人体暴露于辐射中，特别是孩童时期接触过辐射会增加成人阶段患乳腺癌的概率。尤其是早期癌症而接受胸部照射的女性，患乳腺癌的风险更高。

3. 哪些人容易得乳腺癌?

（1）乳腺增生多年不愈的女性：乳腺增生是一种慢性疾病。尽管不是每一例乳腺增生都会恶变，但两者之间的诸多联系提示了人们积极保健与治疗的重要性。

（2）经常上夜班的女性。

（3）都市白领。

（4）经常使用含有雌激素保健品的女性：时尚女性都很注重保养，为留住美丽，不惜服用雌激素或含雌激素的补品。但雌激素可诱发乳腺癌，流行病学调查表明，使用雌激素10年以上将大大提高乳腺癌发病率。

（5）身体肥胖的女性：一些研究报告指出肥胖会引起乳腺癌，也许是与某些肥胖的女性雌性激素分泌旺盛有关。

（6）精神抑郁的女性：精神抑郁、经常生气，造成的心情沉闷，是造成女性患乳腺癌的精神因素。

（7）长期接触放射源的女性。

（8）长期吸烟的女性。

（9）独身未育或婚后不育以及13岁前月经初潮或绝经晚的女性。

（10）有乳腺癌家族史的女性。

（四）乳腺癌有何危害？

乳腺癌肿块生长迅速者，后期肿块表面破溃，散发恶臭，呈菜花样改变。若出现淋巴转移，同侧腋窝淋巴结肿大，且肿大的淋巴结数目不断增多，互相融合成团，少数患者可以出现对侧腋窝淋巴转移。乳腺癌常会转移至肺、脊椎、肝脏、颅脑，出现胸痛、胸水、气促、骨关节剧痛、病理性骨折甚至截瘫、黄疸、肝肿大、头痛、昏迷、意识丧失等一系列并发症。同时患者出现食欲不振、厌食、消瘦、乏力、贫血及发热等肿瘤恶液质症状，严重者可危及生命。

二、个人调理攻略

（一）坚持自检，及早预防

熟知自己正常乳房的外观很重要，一旦有什么异常，就可以察觉出来，这对早期预防乳腺癌的发生尤为重要。乳房自我检查分三个步骤：

第一步：镜前检查。

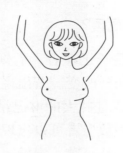

首先，您站在镜前，裸露上身，双臂垂于两侧，观察自己乳房的外形。不过，一侧乳房比另一侧稍大，并非不正常现象。接着，将双臂举过头顶，转动身体，察看乳房的形态是否有变化。

然后，双手叉腰向右向左慢慢旋转身体，察看乳头及乳房是否有凹陷、红肿或皮肤损害。

最后，将双手掌撑在臀部，并使劲向下压，同时转动身体，这样会使乳房的轮廓显得清晰。注意观察乳房的形态有无异常变化，如发现异常变化，需要与另一侧进行比较，察看双侧乳房是否对称。如果不对称，则要提高警惕，及时就医。

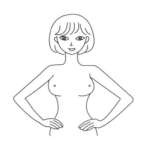

第二步：立位或坐位检查。

首先，将您的左手举起放在头后，再用右手检查左侧乳房。

乳房检查的正确范围：上到锁骨下，下至第六肋，外侧达腋前线，内侧近胸骨旁。

检查的正确手法：三个手指并拢，从乳房上方12点（将乳房比作一个时钟）开始，用手指指腹按顺时针方向紧贴皮肤作循环按摩检查，每检查完一圈回到12点，下移2厘米做第二圈、第三圈检查，要检查整个乳房直至乳头。检查时手指不能脱离皮肤，用力要均匀，掌握

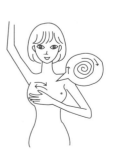

力度为以手指能触压到肋骨为宜。

此法被称为指压循环按摩法。检查完左侧乳房后，将您的右手举起放在头后，用左手检查右侧乳房，检查方法同上。在您检查完整个乳房后，用食指、中指和拇指轻轻地提起乳头并挤压一下，仔细查看有无分泌物。如果发现有分泌物，则应去医院做进一步检查。

第三步：卧位检查。

身体平躺在床上，肩下垫只小枕头或折叠后的毛巾，使整个乳房平坦于胸壁，以便于检查乳房内有无异常肿块。由于坐位或立位时乳房下垂，特别是体型较胖的女性，容易漏检位于乳房下半部的肿块，所以卧位检查同样是十分必要的。检查的范围和手法与坐位或立位检查相同。

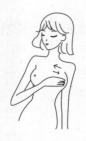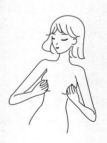

（二）学会减压，势在必行

工作紧张，生活压力大，心情压抑是乳腺癌发病的重要因素之一，也是引起乳腺癌发病率上升的主要因素之一。这种状况应引起各界人士的关注，如何引导人们自我减压势在必行。给你的生活做"加减乘除"法吧。

1. 加法

积极参加体育锻炼，拓展生活圈子。任何项目的体育活动都能使人感到惬意，但前提是不要运动量过大。另外，与其在家中使用健身器械，不如到公园散步，同朋友踢球或者是登山、游泳，有意结交新朋友，接受新信息，开拓视野。

2. 减法

降低生活标准，接受别人的帮助。对生活高标准严格要求的人不在少数，这些人应该学会适度放松，不要认为自己能够做好一切事情。如果遇到力所不能及的事情，最好能请别人帮忙。

3. 乘法

学会多留些时间给自己，让属于自己的时间在原有的基础上乘法翻倍。一个人如果工作生活节奏太快，会使周围人的情绪也随之紧张。如果感到累了，一定要休息，即使不累，为了爱惜自己也不妨躺下来放松一会儿。

4. 除法

不要同时做好几件事情，把家务分开做。不要总想自己能够同时做好几件事。与其同时忙碌好几件事情，不如考虑如何提高效率，最好是把家务分成几部分来做。例如：今天整理浴室，明天给房间除尘，后天再擦窗户。心理学家认为，适度的家务劳动并不会使人感到疲劳，而且还会给人带来愉悦感。

（三）合理饮食，遵循原则

1. 强调均衡营养，注重扶正补虚

乳腺癌病人"内虚"是疾病发生、发展过程中的主要矛盾。因虚而致癌，因癌而致虚，虚中夹实，以虚为本。食疗的目的是保证乳腺癌病人有足够的营养补充，提高机体的抗病能力，促进病人的康复，应以扶正补虚为总原则。故《内经》说："谷肉果菜，食养尽之，无使过之，伤其正也。"在扶正补虚的总则指导下，对乳腺癌病人的食疗应做到营养化、多样化、均衡化。正如《内经》所云："五谷为养，五果为助，五畜为益，五菜为充。"失之

偏颇，则有害无益。

2. 熟悉性味归属，强调辨证施食

乳腺癌与其他疾病一样，病人都有阴阳偏胜、寒热虚实之不同。食物也有寒热温凉、辛甘苦酸咸四气五味之别。热证宜寒凉，寒证宜温热；五味入口，各有所归，甘入脾，辛入肺，咸入肾，苦入心，酸入肝。辛味温散，如生姜、葱白；甘味和缓，如山药、芡实、饴糖；淡味渗利，如冬瓜、薏苡仁；酸味收涩，如乌梅、山楂；咸味软坚，如海藻、昆布、牡蛎等。

3. 选择抗癌食品，力求有针对性

药食同源，部分食品兼具食疗抗癌作用，可有针对性地选择应用。民间用其配丁香、柿蒂治疗食管癌、乳腺癌、肝癌等，实验已证实其对致癌病毒引起的小鼠移植性肿瘤有抑制作用。日常生活中的食物如大蒜、豆制品、绿茶等，也都是抗癌良药。

（1）玫瑰茉莉花茶

配方：取玫瑰花10克，茉莉花2克。

制法：加沸水冲泡。

服法：代茶频服，连服4～6周。

功效：疏肝健脾，理气止痛，活血散瘀。

适用人群：适用于情志不畅、胸胁胀痛者。

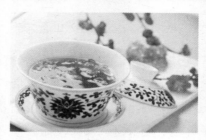

（2）金橘绿茶

配方：绿茶10克，金橘15克。缺少鲜金橘，可用金橘饼（糖腌制成的）代替。

制法：先将金橘用刀背或木板打扁成饼，与茶叶同置一杯中，用沸水冲泡，待10分钟后即可饮用。

服法：可随意饮用。

功效：防癌抗癌，理气止痛，消散肿核。

适用人群：适用于乳腺增生胸胁胀痛者。

（3）文蛤豆腐汤

配方：鲜文蛤250克，豆腐1块，胡椒粉、黄酒、葱、姜、盐适量。

制法：用开水汤开剥文蛤肉，在油锅内略炒一下，加水800毫升，加调味品，煮开后，放入豆腐，再煮开即可食用。

服法：可佐餐食用，每天1～3次，每次150～

250毫升。

功效：化痰软坚，消肿散结。

适用人群：适用于乳房中肿块坚硬，腋下淋巴结肿大者。

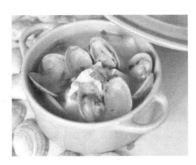

（4）海藻海带汤

配方：海藻30克，水发海带丝50克，油、盐、葱、姜、胡椒粉适量。

制法：将海带，海藻洗净，加水适量共煮，加入油，盐，葱，姜，胡椒粉等调味品。

服法：可经常食用。

功效：软坚散结。

适用人群：适用于乳中有核或淋巴结转移者。

（5）木耳丝瓜蛋汤

配方：丝瓜250克，水发黑木耳30克，鸡蛋1枚，油、盐适量。

制法：先将丝瓜去皮切成块，黑木耳洗净，鸡蛋搅匀。用油盐先将丝瓜，黑木耳煸炒，加水500毫升，煮开后加入鸡蛋。

服法：每天1~3次，每次150~250毫升。

功效：本方可解暑利尿，补气抗癌。

适用人群：适用于夏日或气虚者。

（6）银杏莲子糖藕羹

配方：银杏20克，莲子30克，藕粉50克，冰糖适量。

制法：将银杏敲扁去外壳，莲子去芯浸泡半小时，加水同煮约40分钟，至莲子酥烂后加入适量冰糖，藕粉加冷水搅成匀浆，到进汤锅内，煮开成羹。

服法：每日1~2次。

功效：补气养阴，活血化瘀。

适用人群：适用于乳腺癌术后及放化疗后患者，常服有扶正抗复发作用。

（7）莲子百合瘦肉汤（粥）

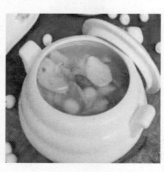

配方：莲子50克，百合50克，瘦肉100克，姜片2片，食用油、盐适量。

制法：瘦肉洗净切片，用食用油抓匀腌制15分钟。将去芯莲子放入锅中，大火煮沸后转文火，直至莲子煮软。放入瘦肉，加姜片2片，大火煮10分钟，加百合片再煮2分钟，加盐调味，即可食用。

服法：每天1次，每次150～250毫升。

功效：莲子、百合健脾益气、养阴润肺、清心安神。

适用人群：适用于乳腺癌证属肺脾两虚者，症见口鼻干燥，口淡、便溏，或心烦失眠等，秋季滋阴健脾润肺更为适宜。

（8）北芪淮山瘦肉汤

配方：北芪50克，淮山药30克，瘦肉片100克，食盐适量。

制法：将北芪、淮山药放入炖锅中，大火煮沸后转文火炖30分钟，加入瘦肉，大火煮沸，再炖30分钟，加入食盐调味，即可食用。

服法：每周2～4次，每次200～300ml。

功效：北芪、淮山药可补脾健胃，补肺益气。

适用人群：适用于乳腺癌证属肺脾气虚者，症见咳嗽、气促，身体消瘦，汗出多，容易反复感冒而加重者。

（9）西洋参炖鸡汤

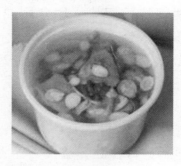

配方：鸡肉200克，西洋参20克，生姜5片，食盐适量。

制法：取鸡肉、西洋参、生姜片，加水800ml，大火煮沸，文火炖半小时，加入食盐调味，即可食用。

服法：食肉喝汤。每周2～4次。

功效：西洋参作为一种滋补保健佳品，早已为世人熟知，有滋阴补气、养胃生津之效，其性凉而补，故"凡欲用人参而不受人参之温者皆可用之。"《神农本草经》说它能"补五脏，安精神，定魂魄，除邪气，明目，开心益智，久服轻身延年。"鸡肉为血肉有情之品，西洋参炖鸡汤具有益气滋阴养血之功效。

适用人群：适用于乳腺癌证属肺脾气血两虚、

气阴不足者，症见面色偏白，精神疲倦，乏力，活动后气促，或气短，咳嗽、痰少，口咽干燥等。

（四）误区

1. 饮食误区

乳腺癌患者饮食应该多摄入高蛋白食品，加强营养，提高免疫力，但很多患者在饮食调养方面陷入了误区，不少患者滥用滋补之品，或过食肥甘厚味、辛辣刺激、煎炸燥热之品，殊不知饮食与身体状况不和，反而加重了病情。

乳腺癌患者应根据体质以及具体病情选择正确的食养方案。宜进食清淡、易消化，偏清热或燥湿化痰的食品，切忌肥甘厚腻、温补之品，亦忌饮酒及恣食辛辣、生冷、咸甜之品。

根据患者体质不同，脾胃虚弱者可适当进食健脾益气的食物，如小麦、山药、大枣、莲子、蚝肉、小米、粳米等。适当吃食用菌类能调节免疫功能，如香菇、蘑菇等，不可食用过于黏腻或难以消化的食物，寒凉的食物亦影响脾胃运化，如西瓜、苦瓜等，不适合于气虚患者。采用清蒸煨炖法制作的食物原汁原味，不但营养物质破坏、流失少，而且吃起来爽口清润，不生痰浊，特别适合气虚患者。瘀血体质的人宜选用具有活血化瘀功效的食物，如黑豆、山楂、黑木耳、洋葱、香菇、玫瑰花等，避免进食有涩血作用的食物，如乌梅、苦瓜、石榴等。高脂肪、高胆固醇的食物也不可多食，如蛋黄、虾子、奶酪等。

素体阴虚体热者应进食滋阴润燥的食物，如银耳、雪梨、冰糖、百合等，切勿进食辛辣或温燥的食物如辣椒、饼干之类，烹调时亦以清炖、清蒸为主，避免油炸、爆炒。

2. 锻炼误区

主要为过度锻炼、带病锻炼。

3. 用药误区

不少乳腺癌患者存在用药误区，主要表现为滥用滋补药物。殊不知补应有道，不适当地使用滋补药物，反而滞邪，甚至酿生他病。

值得一提的是，很多患者误以为药物治疗就是疾病防治的全部，忽视了吸烟、激素物质、空气污染等环境因素的影响。实际上，良好的生活方式和饮食习惯，对乳腺癌的防治尤为重要。

三、名家防治指导

（一）西医治疗

1. 外科手术治疗

手术治疗仍为乳腺癌的主要治疗手段之一，术式有多种，对其选择尚乏统一意见，总的发展趋势是，尽量减少手术破坏，在设备条件允许下对早期乳腺癌患者尽力保留乳房外形，无论选用何种术式，都必须严格掌握以根治为主，保留功能及外形为辅的原则。

2. 化学药物治疗

多数乳腺癌为全身性疾病已被众多的实验研究和临床观察所证实，当乳腺癌发展到大于1cm，在临床上可触及肿块时，往往已是全身性疾病，可存在远处微小转移灶，只是用目前的检查方法尚不能发现而已。手术治疗的目的在于使原发肿瘤及区域淋巴结得到最大程度的局部控制，减少局部复发，提高生存率。但是肿瘤切除以后，体内仍存在残余的肿瘤细胞，基于乳腺癌在确诊时已是一种全身性疾病的概念，全身化疗的目的就是根除机体内残余的肿瘤细胞以提高外科手术的治愈率。化疗方案的选择依据患者的病理情况和有无高危因素而不同。

3. 放射治疗

接受保留乳房的局部切除术患者，术后需放射治疗以减少局部复发率。但年龄大于 70 岁、ER 阳性、淋巴结阴性、肿瘤 < 2cm，且接受内分泌治疗的患者可不行放疗。

4. 内分泌治疗

内分泌治疗乳腺癌是非治愈性的，但对于激素依赖性乳腺癌却可收到不同程度的姑息疗效，癌细胞胞浆和胞核内雌激素受体（ER）含量愈多，其激素依赖性也愈强，而且应牢记，闭经前发生的乳腺癌与闭经后发生的乳腺癌在治疗上有所不同。

（1）去势治疗包括药物去势、手术去势和放射去势，目前药物抑制（诺雷德 Zoladex）克服手术和放疗去势的缺点，并且功能可逆，更能为年轻患者所接受。

（2）内分泌药物治疗

5. 分子靶向治疗

所谓分子靶向治疗，是在细胞分子水平上，针对已经明确的致癌位点（该位点可以是肿瘤细胞内部的一个蛋白分子，也可以是一个基因片段）来设计相应的治疗药物，药物进入体内以后只会特异性地选择与这些致癌位点相结合并发生作用，导致肿瘤细胞特异性死亡，而不会殃及肿瘤周围的正常组织细胞，所以分子靶向治疗又被称为"生物导弹"。

在乳腺癌的发病因素中，有一个叫作HER2（人表皮生长因子受体-2）的致癌基因起了主要的作用，近三分之一的乳腺癌患者存在着HER2基因的过度表达，该基因的扩增目前已成为临床医学上评估乳腺癌恶性程度、乳腺癌患者术后复发及预后风险的重要指标。研究表明，HER2过度表达的肿瘤患者较无过度表达的无病生存期短。

（二）中医治疗

1. 分型治疗

（1）肝郁气滞型

证候：见乳房肿块，质硬，肤色不变；情志不畅，心烦纳差，胸闷胁胀，经前乳胀，舌暗苔黄，脉弦或弦细。

治法：疏肝理气，化痰散结。

方药：方用逍遥散加减，常用醋柴胡、赤芍、白芍、当归、青皮、郁金、黄芩、瓜蒌、白术，蒲公英、夏枯草、山慈菇、桔核等。

（2）脾虚痰湿型

证候：乳房结块，质硬不平，腋下有核，面色萎黄，神疲乏力，胸闷脘胀，纳少便溏，舌质淡有齿痕，苔白腻，脉滑细。

治法：健脾化痰，消肿散结。

方药：方用香砂六君汤加减，常用木香、砂仁、党参、白术、茯苓、陈皮、半夏、薏苡仁、象贝、牡蛎、山慈菇、瓜蒌、鸡内金等。

（3）冲任失调型

证候：多见经事紊乱，经前乳房胀痛，大龄未婚或婚后未生育或生育过多，或多次流产，或产后未哺乳，乳房肿块坚硬，舌淡苔薄，脉弦细。

治法：调和冲任、理气解郁。

方药：方用二仙汤加减，常用仙茅、仙灵脾、柴胡、白芍、枳壳、炙甘草、川芎、香附、郁金、瓜蒌、海藻、青皮、山慈菇等。

（4）瘀毒内阻型

证候：乳中有块，质地坚硬，灼热疼痛，肤色紫暗，界限不清，推之不动，或肿块破溃，渗流血或黄水，味臭疼痛；烦闷易怒，头痛寐差，口干喜饮，便干尿黄，舌紫暗，或有瘀斑，苔黄厚而燥，脉沉涩或弦数。

治法：活血化瘀，清热解毒。

方药：方用桃红四物汤合双花甘草汤加减，常用桃仁、红花、赤芍、当归、金银花、野菊花、甘草、蒲公英、草河车、半枝莲、三七粉等。

（5）气血双亏型

证候：乳中有块，高低不平，似如堆粟，先腐后溃，污水时津，出血则臭，面色㿠白，头晕目眩，心悸气短，腰酸腿软，多汗寐差，尿清便溏，舌淡苔白，脉沉细。

治法：益气养血，佐以抗癌。

方药：方用八珍汤加减，常用党参、太子参、白术、茯苓、当归、黄芪、黄精、丹参、赤芍、陈皮、甘草、香附、半枝莲、蒲公英等。

（6）变证治疗

1）局部破溃外翻，呈菜花状，渗出血性液体，陈腐恶臭者，可加青皮，生甘草、土贝母、穿山甲、白芷等。

2）肺转移见咳嗽、咯血、气促、胸痛者，酌加川贝、桔梗、鱼腥草、仙鹤草、瓜蒌等。

3）肝转移肝大，腹胀、目黄、尿黄者，加茵陈、鳖甲、败酱草、水红花子、八月札等。

4）脑转移伴头痛、呕吐，加全蝎、蜈蚣、乌蛇、天麻、钩藤、半夏、赭石等。

2. 验方、便方

（1）慈菇雄黄散，药用山慈菇 15 克、雄黄 6 克，露蜂房 15 克，研末和均，装入胶囊，每服 15 克，每日 2 次。

（2）王不留行、猫眼草、金银花各 30 克，加玉枢丹 12 克，梅片 0.6 克，研细末混匀，每次服 1.5～3 克，每日 4 次。

（3）草乌 9 克、大枫子 15 克，捣烂敷患处。

（4）鲜蟾皮 6 只，取皮外敷患者，每日 2 只，连用 3 天。

（5）用化岩汤，茜草 6 克、白芥子 6 克、茯苓 6 克、忍冬藤 30 克，当归、黄芪、人参各 30 克，水煎服，每日 1 剂，分 2 次口服。

（6）山慈菇 200 克、蟹壳 100 克、蟹爪 100 克，研细末，炼蜜为丸，每丸 10 克，每次 1～2 丸，每日 2 次，饭后用。

（7）乳香 30 克、没药 30 克、麝香 4.5 克、雄黄粉 15 克（或牛黄 1 克），共研和，取黄米饭 1 两捣烂，入末再捣为丸，晒干密封，每丸 6 克，每服 1 丸，每日 2 次。

（8）手术后、放化疗后服用抗瘤消炎丸（人工牛黄、麝香、乳香、没药、三七粉、党参、薏米等），每次3克，每日2次；或慈桃丸（山慈菇、核桃仁、白芍、薏米、海马等），研末炼蜜丸，每服9克，每日2次。

（9）放化疗中伍用扶正解毒冲剂（黄芪，鸡血藤、金银花、白术、鸡内金、竹茹、枸杞子、女贞子等），每次1～2包，每日2次。

（三）康复

1. 及时调整心态继续原来的生活

一个自我保健意识较强的病人，通常从发现肿块，怀疑是乳腺癌，到切除乳房只有几天时间，几乎没有时间自我调整心态。因此，当麻醉过后醒来时，就像做了一场恶梦，然而，这毕竟是事实。几天后，当得知还必须进行后续的放、化疗后，可能使你再次意志沮丧，情绪低落。显然，你需要几天、几周甚至几个月时间，适应患病后的生活，了解可能的后果。甚至过了好几周以后，你的情绪仍忽高忽低不稳定，这也是正常的。要允许自己表白你的悲痛及愤怒。当你的心情如此不好时，你甚至可以大哭一声。不必抱着"我不能成为一个懦弱的人"的观念，而强迫自己抑制流泪，一定不要把不愉快的事闷在肚里。

一般情况下，伤口愈合结痂后就允许沐浴，它有利于恢复健康。若经历一阶段放疗后，在皮肤有渗出等湿性反应时，要避免因沐浴污染创面。沐浴的水温不要超过37℃～38℃。肥皂或类似肥皂的东西会刺激皮肤，尤其是伤疤上及腋窝下的皮肤更为敏感，所以少用或不用为佳。

乳房全部切除后，你会因此而感到自己残缺不全，心灵受创。手术这个事实已不能改变，但可通过做一些事情，恢复你的自信心。譬如精心地美化自己的外表，可使人精神焕发，其中佩戴珠宝饰物是美化的一部分。选择好的乳房假体可大大地增添你的自信心，这对康复过程会起到很好的作用。

得病后，必须调整好自己的情绪，同时重新协调与周围，尤其是与家庭、朋友的关系。可以参加一些如抗癌乐园等自助组织，任何时候，自助组织都能根据你的需要及你个人的情况，提供忠告、信息、集体活动等。得乳腺癌后，还能继续干原来的工作吗？这主要取决于工作强度，要量力而行，可能的话，换一个不太紧张的工作。

请记住，美好幸福的生活要靠自己去争取。

2. 及时开始并始终坚持术后康复锻炼

手术后你的手臂会肿胀及活动障碍，而放疗会增加手臂浮肿的可能，水肿会在术后的几个月至几年内出现。有效的解决办法是，及早进行体育疗法，做患臂爬墙等伸展运动，伸展至痛的临界点。只要如此坚持几周，皮肤的活动性可得到很大改善。放疗期间及放疗之后，每天必须坚持锻炼，保证皮肤甚至整个肩部的皮肤活动性维持现状，或恢复到最佳状态。

为预防上肢水肿，建议如下：

不要手提或肩挑重物，尽量不要干需要手臂肌肉使大劲的活儿。因肌肉使劲时，需要供给肌肉大量的氧，这样会导致大量的血液流入手臂，然后又必须从充血的手臂将静脉血和淋巴液输送出去。

平时仍应经常活动手臂，也可做点家务活或适当的工作。尽量将手臂置于高于心脏的位置上，如用几个枕头将手臂垫高，但要注意，要将整个手臂支撑起来，而不要单撑下臂。需要将包挎在肩上时，应挎在没有动手术那侧的肩上。感到肩部疼痛的妇女，应避免用肩挎包。平时尽可能将手放在上衣或裙子的口袋里，这样可放松双肩、手臂等各部位的肌肉。平时衣服的袖孔不要太紧，乳罩的带子也不要紧得嵌进肩里，必要时，可将带子加宽或加一衬垫。

戴戒指、手镯、手表时，应尽量宽松些，不要让它们嵌进皮肤。还要注意避免手臂直接受热，譬如热水浴、用很热的水洗碟子、长时间的熨烫、长时间的日光浴等。

还要提请注意，当手臂血液循环放慢后，在手臂上，尤其是手上的皮肤稍有破伤，例如割破、裂开、烫伤、被荆棘划伤等，就较难愈合。必要时，可戴一副工作手套。如果手或臂上负了小伤后，应及时采取消毒措施，例如用碘溶液消毒，若手头没有消毒液，用纯酒精也可。为避免不必要的伤口，通常应在未动手术那一侧验血、注射和输液。腋窝下淋巴结区域，不要皮下注射或针刺治疗。也就是说，手术那侧的上肢尽量不要注射药物，否则会增加这些部位充血的可能性。另外，为防止充血的危险，最好测量血压也要在未动手术那边进行。

只要坚持不懈地实施这些措施，会有满意的效果。然而，浮肿的倾向仍始终存在。只要坚持正确的锻炼和适当地注意手臂的休息，可使70%～80%的浮肿手臂恢复原样。进一步的治疗方法是手臂上戴有弹性的绷带。如这些措施都不起作用，需要用机械消充血按摩法。要慎用几种减轻浮肿的药物，因为：

（1）利尿作用的药不可长期服用，它会增加细胞间组织蛋白质浓度，这是我们所不希望的。

（2）用于静脉中的药物，有时对短期浮肿有效，对慢性的浮肿已证实没有多大作用。

（3）被推荐来治疗淋巴充血的药膏或胶药，会产生瞬间冷却和凉快感，因而感到舒服些。但对于慢性的手臂及胸部浮肿，不会有根本的改善。

最后，对于手臂浮肿问题再说几点：

（1）手臂浮肿后，需要对每天的生活做一些调整，而没有任何理由丧失信心。

（2）浮肿刚开始时，你至少要对自己手臂的粗细有一定的控制。

（3）倘若肯定浮肿越来越厉害了，不管有或没有炎症迹象，均应立即请医生会诊。

下面介绍复旦大学附属肿瘤医院应用的乳腺癌术后渐进式康复操：

A.早期康复操（术后2周内）

第一节（术后24小时）握拳运动：握松拳。

第二节（术后48小时）手腕运动：上下活动手腕，配合内外旋转运动。

第三节（术后第3天）前臂运动：上下屈伸前臂。

第四节（术后第5天）肘部运动：肘部以腰为支撑，手臂抬高放置对侧胸前，两侧交替进行。

第五节（术后第7天）抱肘运动：健侧手握患侧手肘部，抬高至胸前。

第六节（术后第9天）松肩运动：往前、往后旋转肩部。

第七节（术后第10天）上臂运动：上臂抬高尽量与地面平行。

第八节（术后第11天）颈部运动：两手叉腰，头颈往前、后、左、右及双向旋转。

第九节（术后第12天）体转运动：左右旋转上体，手臂前后摆动。

第十节（术后第14天）抬肩运动：健侧握患侧手腕至腹前，抬高至胸前平屈，尽力前伸。

B.中期康复操（术后3个月内）

第一节　收展运动：双手向两侧展开45°左右两手向斜下于腹前交叉，重复展开。

第二节　侧推拉运动：健侧握患侧手腕至胸前平屈，向患侧推、健侧拉。

第三节　甩手运动：双前臂向前平举，双臂由前向下后方摆动，双前臂向前上摆至头后侧。

第四节　扩胸运动：两手抬至胸前平屈，向两侧用力展开，恢复至平屈。

第五节　侧举运动：两手侧平举，屈肘与肩同宽，恢复至侧平举。

第六节　上举运动：健侧握患侧手腕至腹前，拉至胸前平屈，上举过头。

第七节　环绕运动：健侧手握患侧手腕，从胸前由患侧向上环绕上举，再向健侧向下环绕交替。

第八节　腹背运动：双手放至肩部，向上侧举于头两侧，弓步，弯腰，双手伸直下垂。

第九节　体转运动：双手臂上举，一手叉腰，同时向后旋转，目光随另一手移动。

第十节　整理运动：原地踏步，双手前后摆动。

C.后期康复操（术后3个月开始，并配合游泳、乒乓球等体育运动）

第一节　热身运动：脚与肩同宽，双手臂配合吸气、呼气上下做环绕动作。

第二节　甩头运动：左右甩头。

第三节　抬头运动：低头，双手抬至胸前，抬头，双手相握举至头顶，配合前后踮脚动作。

第四节　伸臂运动：左右移重心，手臂依次上升，配合抬头动作。

第五节　侧腰运动：侧腰肌，低头含胸，缓慢起立后，双肩向后环绕。

第六节 转腰运动：左右移重心转腰，手臂弯曲。

第七节 环绕运动：双手臂大绕环，左右移重心。

乳腺癌患者术后积极进行功能锻炼，对于机体康复、提高生活质量都具有重要意义。

（四）预防

1. 建立早期癌的新概念

在日常受检的病人中，早期癌并不少见，而且理应多于常见的中晚期癌，因为在乳腺癌生长的自然病程中，临床前期约占全程的2/3。尽管如此，早期癌却甚少被检出，表明在检查时大多数早期癌从检查者手下漏过。究其原因，主要由于检查者对早期癌还缺乏足够的认识，迄今绝大多数检诊者仍沿用以乳房肿块作为诊断乳腺癌首要体征的传统概念，而前述早期癌未必都形成明显的肿块，在此概念指导下，早期癌必然难得检出，因此应重新认识早期癌的新概念。

2. 认真查询乳腺癌易患因素

乳腺癌的易患因素很多，常见的有以下几项：

①乳腺癌家族史，特别是受检者的母亲和姊妹曾否患本病；②月经初潮过早（小于12岁），或闭经过迟（大于50岁）；③大于40岁未育；④一侧乳房曾患癌，对侧乳房也属易患部位等等，凡有这些因素的人都应视为易患乳腺癌者，应作为重点检查对象。

3. 对乳房出现的任何异常均应查明原因

（1）乳头溢液，特别是血性溢液，较多与乳腺癌并存，尤其50岁以上妇女出现血性溢液时，约半数以上可能为恶性。

（2）乳房腺体局限性增厚，这是临床上甚为常见但又不被重视的体征，此种情况如出现在未绝经的妇女，尤其随月经周期有些大小变化时，多属生理性，如果增厚组织长期存在，与月经周期变化无关，或日益增厚及范围增大，尤其出现在绝经后妇女时，必须予以重视。

（3）乳头糜烂经反复局部治疗无效，多应考虑派杰病，细胞涂片阳性率很高，均应及时作出诊断。

（4）乳房痛，在绝经前妇女，尤其随月经周期改变，痛的程度也有或轻或重的不同变化时，多属生理性，如痛为局限性，有固定的部位，与月经周期无关或为绝经后妇女，均应查明原因。

（5）不明原因的乳晕皮肤水肿，乳头回缩以及乳房皮肤局限性凹陷等，均需认真查清原因。

总之，早发现和早治疗无疑是乳腺癌防治的发展方向，当前迫切需要的是，大力普及早期乳腺癌的检诊知识，广泛开展乳腺癌普查和妇女自查乳腺，以早日实现提高生存率和降低病死率的目的。

四、药食宜忌速查

（一）中西药物相互作用

乳腺癌患者常采用中医药进行辅助性治疗。不容忽视的是中药可能会通过各种不同的机制来影响合并使用的抗肿瘤药物的代谢、吸收、分布或消除。其中之一是药物代谢酶和转运体的活性被诱导或抑制，使抗肿瘤活性药物的血浆浓度降低或升高，导致治疗失败或毒性反应。当中药与抗肿瘤药物合用时，药物代谢动力学的各个环节都可能随之改变。其中，吸收的改变将导致吸收率或口服利用度的变化。中药对化疗药物代谢动力学的改变可能最终导致肿瘤治疗中的治疗失败或毒性反应。

（二）饮食宜忌

1. 宜

（1）饮食要均衡，不偏食，荤素搭配，粗细搭配，食物品种越多越好。女性每天摄入蔬果不少于500克，谷物主食必不可少，同时做到限盐少油。

（2）多吃天然，野生食物，少吃人工合成和精加工的食品。

（3）合理进补能提高免疫力。某些滋补品如人参，白木耳，红枣等有直接或间接抑癌与强身的功效。

（4）在烹调时多用蒸，煮，炖，尽量少吃油炸，油煎食物。

（5）手术以后，可以食用益气养血且理气散结之物，用来巩固疗效，可以促进身体的康复。比如山药粉、糯米以及薏苡仁、菠菜、海带、泥鳅、鲫鱼和大枣以及橘子与山楂等。

（6）放疗的时候，饮食适合吃甘凉滋润的东西，比如枇杷、梨和香蕉、莲藕以及胡萝卜与海蜇等。

（7）化疗的时候，容易出现消化道的反应以及骨髓抑制的现象，可以食用和胃降逆以及益气养血的东西，比如说鲜姜汁、甘蔗汁、鲜果汁和番茄、粳米以及白扁豆、灵芝和黑木耳等。

2. 忌

（1）忌吃或少吃食物：酒、咖啡、可可、公鸡、生葱蒜、母猪肉、南瓜等。

（2）尽量避免吃刺激性的辣椒、胡椒、桂皮、八角、茴香等调料食品。

（3）忌肥腻、油煎、烟熏、霉变、腌制、含色素香精类食物。

3. 饮食误区

（1）补品滥用，不能急于进补：乳腺癌患者能否服用人参、西洋参等补品，得根据每个患者的具体情况决定。如辨证确属气虚者，适当服用是可以的，尤以西洋参更佳。如果服用过程中出现口干舌燥甚至牙痛、鼻血等上火症状时应及时停用。

（2）用炒、烙、煎、炸等烹调方法制作的食物：经过炒、烙、煎、炸过的食物，火气重而难以消化，应尽量采用蒸、煮、烩等制作方法。

五、医患互动空间

（一）专家答疑

1. 什么是低危、中危、高危乳腺癌?

根据年龄、临床期别、组织学分级、腋淋巴结状态、病理类型、雌孕激素受体、HER-2表达程度来划分的乳腺癌危险程度。

（1）低危乳腺癌：①腋淋巴结阴性；②标本中病灶大小（pT）≤2cm；③病理分级1级；④未侵犯乳腺癌癌肿周边血管；⑤HER-2（原癌基因人类表皮生长因子受体2）阴性；⑥年龄≥35岁；

（2）中危乳腺癌：①腋淋巴结阴性；②至少具备以下特征的一项：标本中病灶大小（pT）＞2cm；病理分级为2~3级；侵犯乳腺癌癌肿周边血管；HER-2（原癌基因人类表皮生长因子受体2）基因过表达或扩增；年龄小于35岁；腋乳腺癌淋巴结微小转移（LNM）1~3和HER-2（原癌基因人类表皮生长因子受体2）阴性；

（3）高危乳腺癌：①腋乳腺癌淋巴结微小转移（LNM）1~3和HER-2（原癌基因人类表皮生长因子受体阳性；②腋乳腺癌淋巴结微小转移（LNM）＞3。

2. 什么是辅助化疗?

辅助化疗通常是指手术后所采用的一种全身治疗方法，它的目的是应用化疗药物消灭可能存在的微小转移灶，减少复发转移，提高治愈率。目前公认的观点是乳腺癌属于一种全身疾病，所以它的治疗亦是以局部治疗为辅，全身治疗为主，其治疗趋势是局部治疗的范围越来越小，如手术由最初的扩大根治切除发展到改良根治切除，再进一步发展到现在的保乳手术，而手术后的全身治疗则是越来越受到重视，也越来越规范。术后辅助化疗既是乳腺癌的术后全身治疗的最主要方法之一。一般而言，辅助化疗的时间越早越好，如果切口愈合和身体恢复尚可的话，一般选择术后一个月左右进行。目前乳腺癌的辅助化疗方案比较成熟，是根据患者术后的病理分期及危险度分层来决定的，同时也不断地有国际大型临床观察在进行探讨着新的方案及最优化组合。辅助化疗的周期数一般根据病情、患者的耐受性及其所选择的方案不同，有4个、6个或8个的不同。

3. 乳腺癌容易转移至哪些部位?

胸壁、腋窝及锁骨上下淋巴结、肺、骨、

脑、肝。

乳腺癌可以直接侵犯胸壁，引起胸壁复发、转移；也可通过淋巴管转移至腋窝淋巴结或内乳区、锁骨上下区淋巴结。通过血液循环最容易转移的部位是肺和胸膜，其次是骨，脑和肝也是常见的转移部位。

4. 乳腺癌手术及放化疗后，应多长时间复查？

根据患者病情，如果没有特殊症状，一般在前2年内，可以每3个月复查一次；2年之后，5年之内，可以每半年复查一次；5年之后，可每年全面复查一次。如果出现身体不适，可随时复查。乳腺癌是一个全身性疾病，同时也是一种慢性疾病，定期复查是每个患者必做的"功课"，不要因为害怕检查而终止随访，也没有必要因过度担心而频繁检查。

乳腺癌术后主要复查以下内容：①血常规、肝肾功能、心电图等。②定期拍胸片或CT，以监测肺部有无转移灶。③腹部、盆腔B超检查，以观察肝脏及子宫内膜的情况。④如出现腰痛、肢体疼痛等症状，则应予同位素骨扫描检查以观察是否有骨转移。⑤如出现头痛，且疼痛剧烈、进行性加重，则应做颅脑CT或MRI检查，以明确是否已发生脑部转移。⑥行内分泌治疗患者，还应每3个月或半年做一次骨密度测定，以防骨质疏松及病理性骨折的发生。⑦定期查肿瘤标志物，如CEA（癌胚抗原）、CA125、CA153、CA199等。

5. 中医治疗乳腺癌有什么优势?

调节机体各功能状态，使用方便，安全性好。

中医治疗乳腺癌能以"整体观"为指导思想，强调因人、因病、因时治疗，以辨证施治为原则，对机体各功能状态均有较好的调节作用。如调节免疫功能，增强机体抵抗力；改善血液高凝状态；改善骨髓造血功能；对放化疗有增效减毒作用；减轻术后并发症等。另外，中医治疗乳腺癌使用方便，适应证广，安全性好。乳腺癌治疗无论术前术后，或放化疗期间或间隙期，或早期或晚期均可运用中医中药治疗。

6. 乳腺癌患者选择补品应饮食调理放首位，补品次之。

现代科学方法研究发现，许多补药都有增强机体免疫功能的作用，所以国内外都有许多运用补法治疗肿瘤的例子。通过机体内因，调动机体防御系统的功能，达到遏制肿瘤生长和扩散的目的。

乳腺癌患者应将饮食调理放在第一位，补品是次要的。多进食含维生素丰富的食物，含硒丰富的食物，及均衡饮食广泛摄取人体必需的营养素是最好的办法，而补品往往只能起到某一方面的作用，切忌"大补"，应适时、适当选择补品，并最好请教医生后再服用。

（二）名医名院

1. 华北地区

所在地	医院名称	医院地址	姓名	职称
北京	北京肿瘤医院	北京市海淀区阜成路52号	解云涛	主任医师
			李金锋	主任医师
	中国医学科学院肿瘤医院	北京市朝阳区潘家园南里17号	徐兵河	主任医师
			王　翔	主任医师
			张保宁	主任医师
			王淑莲	主任医师
	解放军307医院	北京市丰台区东大街8号	江泽飞	主任医师
			宋三泰	主任医师
			黄　焰	主任医师
	中国中医科学院广安门医院	北京市西城区广安门内北线阁5号	卢雯平	主任医师
			王桂绵	主任医师

续表

所在地	医院名称	医院地址	姓名	职称
北京	北京中医药大学东直门医院	北京市东城区海运仓5号	李　忠	主任医师
			沈　春	副主任医师
	北京中医药大学东方医院	北京市丰台区芳星园一区6号	王　沛	主任医师
			曹　阳	主任医师
天津	天津肿瘤医院	天津市河西区体院北环湖西路	方志沂	主任医师
			宁连胜	主任医师
	天津中医药大学第一附属医院	天津市南开区鞍山西道314号	田　菲	主任医师
			宋阿凤	主任医师
河北	河北省中医院	石家庄市中山东路389号	葛建立	主任医师

2. 华东地区

所在地	医院名称	医院地址	姓名	职称
上海	上海市肿瘤医院	上海市徐汇区东安路270号	沈镇宙	主任医师
			邵志敏	主任医师
			吴　炅	主任医师
			陈佳艺	主任医师

所在地	医院名称	医院地址	姓名	职称
上海	上海瑞金医院	上海市瑞金二路197号（永嘉路口）	沈坤炜	主任医师
			李亚芬	主任医师
	曙光医院	上海市浦东新区张江张衡路528号	陆德铭	主任医师
			万　华	主任医师
	上海中医药大学附属龙华医院	上海市宛平南路725号	刘　胜	主任医师
			陈红风	主任医师
	上海中医药大学附属岳阳中西医结合医院	上海市甘河路110号	薛晓红	主任医师
			陈　伟	主任医师
浙江	浙江省肿瘤医院	杭州市半山桥广济路38号	王晓稼	主任医师
			杨红健	主任医师
	浙江省中医院	杭州市邮电路54号	郭　勇	主任医师
			王　蓓	主任医师
山东	山东省肿瘤医院	山东省济南市济究路440号	于志勇	主任医师
			匡建民	主任医师

所在地	医院名称	医院地址	姓名	职称
山东	山东省中医院	西院：山东省济南市文化西路42号 东院：山东省济南市经十路16369号	宋爱莉	主任医师
			姜兆俊	主任医师
江苏	江苏省人民医院	南京市广州路300号	王　水	主任医师
			刘晓安	主任医师
			查小明	主任医师
	江苏省中医院	南京市秦淮区汉中路155号	卞卫和	主任医师
			姚　昶	主任医师
			任晓梅	主任医师
			于大海	主任医师
			马　珺	副主任医师
	江苏省肿瘤医院	南京市百子亭42号	唐金海	主任医师
			俞　乔	主任医师
			秦建伟	主任医师
	南京军区总医院	江苏省南京市玄武区中山东路305号	于泽平	主任医师
			王少华	主任医师
安徽	安徽省中医院	安徽省合肥市梅山路117号	易维真	主任医师

3. 华南地区

所在地	医院名称	医院地址	姓名	职称
广东	广东省人民医院	广州市中山二路106号	廖　宁	主任医师
			王　坤	主任医师
			祖　健	副主任医师
			李学瑞	副主任医师
	广东省中医院	广州市大德路111号	林　毅	主任医师
			陈前军	主任医师
			刘鹏熙	主任医师
			司徒红林	主任医师
			钟少文	主任医师
			刘晓雁	副主任医师
广西	桂林市中医院	桂林市象山区临桂路4号	卓　睿	主任医师
			柴　妤	主任医师
			董　洁	副主任医师
			谢素媛	副主任医师
海南	海南省人民医院	海口市秀华路19号	汤　鹏	主任医师
			钟晓捷	主任医师
			姚　嘉	副主任医师
			董华英	副主任医师

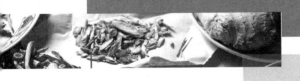

第三部分
肝癌的防治与指导

一、基础知识导航

（一）什么是原发性肝癌？

　　原发性肝癌主要指原发于肝脏或肝内胆管系统的癌症，我国常见的是肝细胞肝癌（简称肝癌），是临床常见的恶性肿瘤之一。按病理形态学分为块状型、结节型、弥漫型、小癌型；按组织学形态学分为肝细胞型、胆管细胞型、混合型。本病起病隐匿，进展迅速，疗效较差，病死率高，由于乙型肝炎病毒感染、黄曲霉菌、饮水和环境污染以及酗酒等问题，我国已成为全球肝癌发病率和死亡率最高和死亡最多的国家。主要症状有肝区疼痛、乏力、消瘦、食欲减退、腹胀等。部分病人可伴有恶心、呕吐、发热、腹泻等症状。晚期则出现贫血、黄疸、腹水、下肢水肿、皮下出血及恶病质等。肝癌如发生肺、骨、脑等处转移，可产生相应症状。

（二）原发性肝癌如何自我诊断？

　　凡是中年以上，特别是有肝病史的病人，如有原因不明的肝区疼痛、消瘦、进行性肝肿大者，应及时做详细检查。如甲胎蛋白（AFP）检测和B型超声等影像学检查，有助于诊断，甚至可检出早期肝癌。肝癌早期没有症状，病人不会主动到医院就诊，给早期诊断带来困难。虽然在病情发展后能产生症状，但常见的症状是肝痛、食欲下降等，与慢性肝炎、肝硬化类等类似。何况肝癌又大多发生在慢性肝炎、肝硬化的基础上，所以很难依靠这些症状来诊断肝癌。即使摸到肿块或有黄疸、腹水，有时也难以与结肠癌、胰腺癌区别开来。所以诊断肝癌必须借助于各种特殊检查。

（三）原发性肝癌发病情况知多少

1. 发病率高

原发性肝癌（肝癌）是我国最为常见的恶性肿瘤之一，据2015年全国肿瘤登记中心发布的数据，肝癌的发病率在我国恶性肿瘤中居第四位，总死亡率位于第三位。我国每年有20多万人死于肝癌，约占世界总死亡人数的50%。我国肝癌病人的中位年龄为40~50岁，男性比女性多见。尽管30多年来我国在肝癌的防治工作中投入了大量的人力与物力，也取得了丰硕的研究成果，但并没有从根本上改变肝癌的预后，其发病率与死亡率之比几乎还是1：1。随着原发性肝癌早期诊断、早期治疗，总体疗效已有明显提高。

2. 原发性肝癌的病因

目前认为与肝硬化、病毒性肝炎以及黄曲霉素等化学致癌物质和环境因素有关。

3. 哪些人容易得原发性肝癌？

（1）肝硬化患者：肝硬化的患者每年约有百分之五会发生肝癌。

（2）有肝癌家族史：例如，父母亲、叔叔、舅舅、兄弟姐妹中有人得过肝癌，这些家族的成员得肝癌的机会是其他没有肝癌史的数倍以上。

（3）慢性乙型肝炎或慢性丙型肝炎患者：病史5年以上，还有年龄在35岁以上，乙型肝炎病毒表面抗原（HBsAg）阳性，亦是肝癌高危人群。

肝癌高危人群患病的几率是正常人群的数十到数百倍，肝脏超声与血清甲胎蛋白（AFP）是最为重要的监测手段。因此凡属于肝癌高危人群者应每隔4~6个月主动到医院检查，理论上可以发现所有直径3cm以下的小肝癌。

4. 原发性肝癌的主要症状及晚期并发症

原发性肝癌主要症状有肝区疼痛、乏力、消瘦、食欲减退、腹胀等。部分病人可伴有恶心、呕吐、发热、腹泻等症状。晚期则出现贫血、黄疸、腹水、下肢水肿、皮下出血及恶病质等。肝癌如发生肺、骨、脑等处转移，可产生相应症状。

二、个人调理攻略

（一）生活调理

肝癌病人在治疗中或治疗后的康复阶段，大多有全身乏力，神疲体倦，或腰腿酸软等体质虚弱症状。应注意调理生活起居，改善生活环境，保持室内空气新鲜，居住在平房或楼房底层的更应该注意经常开窗通气，防止被细菌、病毒等感染。适当的性生活对身心健康有益，但在刚接受手术或放化疗治疗期间应避免性生活。在运动方面应适当，不要过于剧烈和疲劳，剧烈的活动对肝癌病人是有害的，要防止碰撞、损伤造成出血的危险，所以肝癌患者不适宜进行跑步、打球、游泳、爬山等剧烈运动。中医认为："久立伤骨，久行伤筋"。而"肾主骨，肝主筋"。故疲劳是会伤肝的。运动以慢走、散步为宜，早晚到公园打打太极拳，均有调理身体，帮助康复的作用。

（二）饮食调适

肝癌患者的饮食应以高蛋白、高维生素、高能量为主。早期肝癌病人可有食欲减退、恶心、乏力、肝区疼痛等症状。对于早期的病人应特别给予易消化的食物或低脂肪的食物，因为肝肿瘤能使肝细胞分泌的胆汁明显减少或胆汁排泄障碍，造成肠道脂肪的消化吸收障碍。此外，低脂饮食不仅可以缓解病人恶心、呕吐、腹胀的症状，还可以在一定程度上减轻肝区疼痛。许多肝癌病人由于肝区的剧烈疼痛甚至不思饮食，可以在服用一些止痛药（禁用非甾体类止痛药）后抓紧时间请病人进食，或在肝区疼痛自行缓解时劝病人进食，医护人员和家属要注意把握这个进食时机。中晚期病人可以有上消化道出血、鼻出血、牙龈出血、皮下瘀斑等出血症状。有上消化道出血的病人在止血后方可进食，饮食中一定要避免吃过于坚硬和粗纤维的食物，以免发生食管静脉出血。凝血功能低下，特别是有出血倾向者和介入治疗后，忌蝎子、蜈蚣以及具有活血化瘀作用的食物和中药。应戒除烟酒，少吃过冷或过热、辛辣及刺激性食物，以免刺激胃黏膜而引起出血，要少食多餐，以减轻胃肠道的负担。有腹胀或腹水的病人饮食不要过咸，以味淡为宜。晚期患者出现神志异常者，避免口服高蛋白食物。平时禁食霉变、腌渍食物，特别是霉变的花生、玉米、咸鱼及腌菜等。禁暴饮暴食、油腻食物，忌盐腌、烟熏、火烤和油炸的食物，特别是烤糊焦化的食物。宜多吃具有软坚散结、抗肝癌作用的食物，如赤豆、薏仁米、大枣、裙带菜、海带等。宜多吃具有护肝作用的食物，如龟、甲鱼、桑椹子、蓟菜、香菇、蘑菇、刀豆、蜂蜜等。腹水宜吃赤小豆、鹌鹑蛋、海带、鲤鱼、鲫鱼等。黄疸宜吃鲤鱼、鲮鱼、茭白、荸荠、金针菜等。出血倾向宜吃橘、海蜇、海参、乌梅、柿饼、马兰头、荠菜等。肝痛宜吃金橘、橘饼、佛手、杨梅、山楂、山慈菇、黄瓜等。肝昏迷倾向宜吃薏仁米、牛蒡子等。

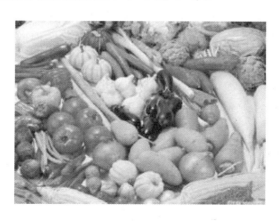

下面介绍一些常见食疗方。

1. 枸杞甲鱼

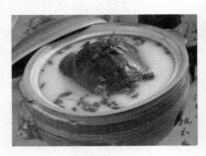

配方：枸杞30克，甲鱼150克。

制法：将枸杞、甲鱼和少许食盐共蒸至熟烂即可食用。

服法：每周1次，不宜多食，尤其是消化不良者、失眠者不宜食。忌饮白酒、辣椒、母猪肉、韭菜、肥肉、煎炸及坚硬的食物、有刺激性的调味品。

适用人群：具有滋阴、清热、散结、凉血、提高机体免疫等功能。肝癌患者均可。

2. 茯苓清蒸桂鱼

配方：茯苓15克，桂鱼150克。

制法：加水及少许食盐同蒸至熟烂。

服法：吃鱼喝汤。

功效：健脾利湿、益气补血。

适用人群：气血亏虚的肝癌患者。

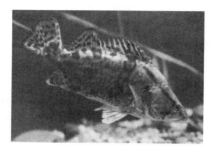

3. 翠衣番茄豆腐汤

配方：西瓜翠衣30克，番茄50克，豆腐150克。

制法：将西瓜翠衣、番茄和豆腐全部切成细丝做汤。

服法：可经常食用。

功效：健脾消食、清热解毒、利尿、利湿等功效。

适用人群：虚寒体弱肝癌患者不宜多服。

4. 蓟菜鲫鱼汤

配方：蓟菜30克、鲫鱼1条，共同煮汤，加适当调料即成。

制法：将蓟菜、鲫鱼加少许食盐共同做汤。

服法：吃鱼喝汤，每周2次。

功效：消瘀血、止吐、改善症状之功用。

适用人群：脾胃虚寒、无瘀滞肝癌患者忌服。

5. 芡实炖肉

配方：芡实30克，猪瘦肉100克。

制法：将芡实、猪瘦肉一起放砂锅中，加适量水和少许食盐等共同做汤。

服法：炖熟后去药渣，吃肉喝汤，每周1次。

功效：泻火、祛痰、通便。

适用人群：有腹水者可用此方。

6. 薄荷红糖饮

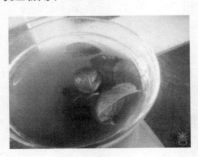

配方：薄荷15克，红糖60克。

制法：煎汤后加糖调味即成。

服法：可代茶饮。

功效：清热、利湿、退黄。

适用人群：有黄疸、腹水者可选用，糖尿病者慎用。

7. 青果烧鸡蛋

配方：青果20克，鸡蛋1个。

制法：先将青果煮熟后再打入鸡蛋，共煮后食用。

服法：每周3次，每次1个鸡蛋。

功效：破血散瘀。

适用人群：适用于肝癌瘀痛、腹水明显者。

8. 猕猴桃根炖肉

配方：鲜猕猴桃根100克，猪瘦肉200克。

制法：将鲜猕猴桃根、猪瘦肉一起放砂锅中，加适量水和少许食盐。

服法：炖熟后去药渣，吃肉喝汤，每周1次。

功效：清热解毒、利湿活血作用。

适用人群：适用于肝癌胁痛、腹水患者。

9. 苦菜汁

配方：苦菜、白糖各适量。

制法：苦菜洗净捣汁加白糖后即成。

服法：每周服3次。

功效：清热作用。

适用人群：适宜于肝癌口干厌食等症，糖尿病者慎用。

10.　马齿苋煮鸡蛋

配方：马齿苋适量，鲜鸡蛋2个。

制法：先用马齿苋煮水300毫升，用汁煮鸡蛋。

服法：每日1次，连汤服。

功效：清热解毒、消肿去瘀、止痛。

适用人群：巨型肝癌发热不退、口渴烦躁者。

11.　藕汁炖鸡蛋

配方：藕汁30毫升，鸡蛋1个，冰糖少许。

制法：鸡蛋搅匀后加入藕汁拌匀，加少许冰糖稍蒸熟即可。

服法：每日1次。

功效：止血、止痛、散瘀的作用。

适用人群：肝癌易出血者宜用。

12. 山药扁豆粥

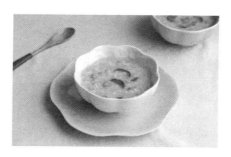

配方：淮山药30克，扁豆10克，粳米100克。

制法：将山药洗净去皮切片，扁豆煮半熟加粳米，山药煮成粥。

服法：每日2次，早、晚餐食用。

功效：健脾化湿。

适用人群：晚期肝癌病人脾虚、泄泻等症。

13. 玫瑰花茶

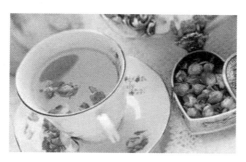

配方：玫瑰花瓣10克、茉莉花5克。

制法：将花与茶同置大杯中，以沸水冲泡10分钟即可。

服法：分多次饮用，连服4周。

功效：理气解郁、疏肝健脾。

适用人群：肝气郁滞的肝癌患者饮用。

14. 清炖蛇段

配方：食用活蛇1条，食盐适量。

制法：蛇肉剁成1寸左右的段，洗净入锅内加少许食盐等煮熟即可。

服法：每周1次。

功效：消肿驱风，活血止痛。

适用人群：肝癌局部疼痛者。

15. 香菇蒸鲤鱼

配方：鲤鱼1条（重约750克），水发香菇50克，生姜100克，冬笋100克，冬瓜皮50克，火腿肉50克。盐适量。

制法：将上述食材共蒸至熟烂即可食用。

服法：吃鱼、香菇等，每周2次。

功效：消肿利水，健脾益气。

适用人群：肝癌胸腹水者。

16. 蛋包西红柿

配方：鸡蛋3个，鲜西红柿150克，葱头15克，黄油30克，植物油60克，牛奶40克，食盐少许。

制法：将鸡蛋、牛奶、盐搅成糊；西红柿洗净，沸水微烫，去皮、籽，切末；煎锅上黄油烧融后入葱头末，再入西红柿末炒透；煎锅上放入植物油烧热，倒入蛋糊使其成圆饼状，两面煎透后将西红柿和葱头末入在蛋饼内，将蛋饼卷起呈椭圆形，煎至两面发黄且熟时即可。

服法：每周2次。

功效：健脾益胃，滋补营养。

适用人群：肝癌贫血者。

17. 清煮瘦猪肉

配方：瘦猪肉250～500克，清水500～800毫升。

制法：将瘦猪肉加水和少许食盐等煮熟烂即可食用。

服法：每日可食。

功效：滋阴解毒，开胃进食。

适用人群：肝癌有气阴两虚证候者。

18. 龙眼猪骨炖乌龟

配方：龙眼肉50克，猪脊骨连带髓250～500克，乌龟500克。盐，冷水适量。

制法：将上述食材加水和少许食盐煮熟烂即可食用。

服法：每周1次。

功效：健脾生血，滋肾养阴。

适用人群：肝癌手术后气阴两虚者。

19. 酱香茄子

配方：茄子400克，肉丝100克，植物油500克。其他配料适量。

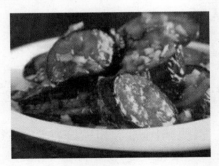

制法：将上述食材加少许食盐炒熟后即可食用。

服法：每日可食。

功效：清热活血，消肿止痛。

适用人群：皮肤癌局部肿胀灼痛者。

20. 排骨六味汤

配方：山药20克，百合20克，芡实10克，玉竹20克，莲子20克，桂圆肉10克。猪排骨300克或整个鸡1个，清水适量。

制法：将上述食材加水和少许食盐煮熟烂即可食用。

服法：每周2次。

功效：清润提神，健脾除热。

适用人群：适用于化疗副反应。

21. 梨粥

配方：鲜梨5只，粳米（即粗米）100克。

制法：将鲜梨和粳米加水煮熟烂即可食用。

服法：每日1次。

功效：生津补液，健脾开胃。

适用人群：肝癌所致津液不足的厌食症。

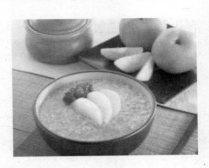

22. 山药素虾仁

配方：山药500克，水发冬菇25克，马蹄100克，胡萝卜50克，盐适量。

制法：山药蒸烂去皮，加入淀粉、面粉、食盐、葱汁、姜汁和匀，搓压成扁条，用弯刀将山药泥切成虾仁形，滚粘干淀粉备用，加入冬菇、马蹄、胡萝卜共炒。

服法：每日可食。

功效：健脾益肺，调理气血。

适用人群：肝癌厌恶油腻的患者。

23. 薏仁炖鸭

配方：嫩鸭一只，薏苡仁250克，胡椒粉1～5克，食盐5克。

制法：将上述食材加水放入砂锅中，煮熟烂即可食用。

服法：每周1次。

功效：利水祛湿，健胃滋补。

适用人群：肝癌体质虚弱、精神低沉者。

24. 泥鳅黑豆瘦肉汤

配方：泥鳅250克，黑豆60克，猪瘦肉100克。

制法：将上述食材加水、油和少许食盐放入砂锅中，煮熟烂即可食用。

服法：每日可食。

功效：健脾化湿，滋养肝肾，祛淤软坚散结。

适用人群：肝癌见右胁下肿块，疼痛拒按，食欲不振，消瘦，或见黄疸及腹水。

25. 芹菜炒香菇

配方：芹菜400克，水发香菇50克，盐、糖适量。

制法：将芹菜和香菇加少许食盐、糖、油炒熟后即可食用。

服法：每日可食。

功效：平肝清热。

适用人群：用于防治肝癌早期。

（三）精神调养

医务人员应告诉患者及其家属，要正确对待疾病，积极配合治疗，帮助患者消除恐惧心理，树立正确的人生存活价值观念。在日常生活中要特别注意调节情绪，避免精神刺激，保持心情舒畅，以防怒气伤肝，加重病情。中晚期病人往往由于疼痛等不适症状影响情绪，产生悲观、绝望、烦躁、焦虑等不良情绪，医务人员应根据具体情况进行心理治疗，必要时应予以止痛、抗焦虑或抗抑郁的对症治疗，同时创造一个较好的休养环境，使病人能平心静气地调养，对晚期病人尤其重要，家属及亲戚朋友要从生活上、语言上给予安慰鼓励，使患者有一个乐观的环境配合治疗，对其康复十分重要。

（四）误区

肝癌是死亡率仅次于肺癌、胃癌的第三大常见恶性肿瘤，发病率日趋升高，已经严重威胁到大众的生命安全。很多患者在治疗过程中存在各种各样的认知误区，严重影响了患者的生命安全。

1. 肝癌误区一

得病的是少数，不用担心。

（1）肝癌已经是多发常见病：肝癌包括原发和继发性两种，通常所说的肝癌多指原发性肝癌。根据WHO（世界卫生组织）数据显示，全球原发性肝癌的发病率逐年升高，每年新患病例数逾60万人，排在所有恶性肿瘤的第五位，肿瘤相关病死率居第三位。原发性肝癌在我国尤为常见，发病人数约占全球的55%，在肿瘤相关死亡中位居第二。

（2）任何人都有可能得肝癌。在我国大多数肝癌与肝炎病毒有关，特别是慢性乙肝病毒感染合并长期大量饮酒者，肝癌发病的可能性远远高于普通人群。此外，黄曲霉毒素、饮用水污染、华支睾吸虫感染等因素也是致癌因素。除以上情况，仍有部分肝癌可见于无肝炎病毒感染也无其他明显诱因者，其中胆管细胞癌更为多见。

2. 肝癌误区二

是绝症，无法治疗。

（1）早期肝癌存在治愈可能：随着现代医学诊断手段特别是影像学技术的发展，使得更多的早期或亚临床阶段肿瘤得以发现，约占肝癌总数的30%，其中手术切除、肝移植、消融等方法在早期肝癌的治疗中均占有一席之地。一旦早期肝癌患者得到确诊，均可通过有效治疗进行控制，甚至存在治愈的可能。

（2）姑息治疗也有价值：对于不能切除的肝癌，姑息切除术后残癌或根治切除术后复发而不能再切除的病例，可选择肝动脉化疗和（或）栓塞治疗（TACE）、放疗、分子靶向治疗等姑息性治疗手段。合理使用这些手段，可以延长患者生存期，减轻患者痛苦，提高生存质量。

3. 肝癌误区三

早期做手术不如保守治疗。

早期肝癌可选择多种治疗方式：早期肝癌是指单个肿瘤结节直径≤5cm，或结节数目≤3个，每个直径≤3cm，无血管侵犯及肝外转移，肝功能较好者。早期肝癌可接受根治性治疗，包括手术切除、肝移植、消融等方法，都存在彻底治愈疾病的可能性。根据国外文献报道，早期肝癌治疗后的5年生存率可达50%~70%。远远优于其他保守治疗的效果。

4. 肝癌误区四

切除就可痊愈，不需复查。

（1）肝癌切除后仍可能复发：虽然早期肝癌切除后的效果很好，5年生存率可达50%~70%，但肿瘤复发和转移仍然是影响患者长期生存的主要障碍，特别是恶性程度高的肝癌复发率更高，严重危及患者生命。

（2）定期复查和术后化疗可有效防治复发转移：为了预防肝癌复发转移，我们推荐在肝功能允许的情况下，术后进行预防性肝动脉灌注化疗，首次在术后1个月，以后每次间隔3~4个月进行。同时患者还需定期检查血常规、肝肾功能、肿瘤标记物（以AFP为代表），以及腹部影像学检查，同时还须行胸部X线和全身骨扫描，有条件者可行全身PET-CT检查以发现肝外转移。

5. 肝癌误区五

晚期不能手术，无法治疗。

（1）肿瘤大小不是判定能否手术切除的唯一标准：随着现代肝脏外科手术技术的进步，肿瘤大小并不是手术的关键限制因素。能否切除和切除的疗效不仅与肿瘤大小和数目有关，还与肝脏功能、肝硬化程度、肿瘤部位、肿瘤界限、有无完整包膜及静脉癌栓等有非常密切的关系。

（2）通过辅助治疗可增加患者手术机会：对于直径较大，涉及多个肝段、侵犯周围脏器、合并门静脉癌栓或胆管癌栓等肿瘤，在肝功能许可情况下仍可尝试姑息性切除，如果较大的肿瘤在多次TACE治疗后明显缩小，也可再次手术切除而使患者获得根治机会。

6. 肝癌误区六

介入不开刀，治疗效果好。

介入治疗不适用早期肝癌患者。肝癌介入治疗主要适用于不能手术切除的中晚期肝癌，或是因为其他原因（如高龄、严重肝硬化等）不能或不愿接受手术者，此类患者可将介入治疗作为首选方法。介入治疗属于姑息性治疗手段，对于早期肝癌仍应首选根治性治疗方法，即手术切除、移植、射频等。

7. 肝癌误区七

应不惜代价进行移植。

（1）肝移植是肝癌治疗的有效方式：肝移植治疗肝癌的优点则在于不仅可以彻底切除肿瘤，同时不受肝脏储备功能的限制，而且对门静脉高压症等多种合并症也有改善作用。因此，对于特殊解剖部位的肝脏肿瘤，或存在严重肝硬化而无法接受肝切除、同时又符合肝移植标准的患者来说，肝移植是唯一可实施的根治性手术方法。理论上讲，肝移植是治疗合并肝硬化门静脉高压症肝癌患者的最佳选择。

（2）并非所有早期肝癌患者都适用肝移植：虽然具有以上种种优点，但也并不意味着所有的早期肝癌患者都应接受肝移植，肝脏移植治疗同样受到多种因素的限制。在亚洲国家，特别是我国肝源严重短缺，肝移植费用高，限制了肝移植大规模的开展，而经验不足的移植中心在处理肝移植术后排斥反应、感染或病毒及肿瘤复发风险的水平较低。同时肝移植相关的手术并发症仍较高，以上种种因素都限制了肝移植的广泛应用。肝移植也基本不被用于治疗进展期肝癌患者，因为此类患者在肝移植术后容易出现肿瘤复发，长期生存率较低，对于已经出现肝外转移的患者，移植也丧失了治疗意义。

8. 肝癌误区八

是重病，应该尽量多用药。

（1）肝癌需要规范化治疗：肝癌在我国属于高发肿瘤，治疗往往比较困难，多数患者合并慢性肝炎和肝硬化，常合并肝功能障碍，发病年龄相对较低，发现较晚，就诊时多数已处于进展期，根治率较低，同时肿瘤恶性程度高，易发生肝内播散和远处转移，因此应重视肝癌的早期发现和诊断，强调实施规范化综合治疗。

（2）肝癌治疗应避免过度用药：规范化治疗并不意味着要多用药或用猛药，因为过度药物治疗往往会加重肝脏负担，应进行多学科交流，为肝癌患者制定最佳的个体化治疗方案，避免不恰当或过度治疗。

三、名家防治指导

根据肝癌的不同阶段酌情进行个体化综合治疗，是提高疗效的关键；治疗方法包括手术、肝动脉结扎、肝动脉化疗栓塞、射频、冷冻、激光、微波以及化疗和放射治疗等方法。生物治疗，中医中药治疗肝癌也多有应用。

（一）西医治疗

1. 手术治疗

手术是治疗肝癌的首选，也是最有效的方法。手术方法有根治性肝切除，姑息性肝切除等。

2. 对不能切除的肝癌的治疗

对不能切除的肝癌可根据具体情况，采用术中肝动脉结扎、肝动脉化疗栓塞、射频、冷冻、激光、微波等治疗有一定的疗效。原发性肝癌也是行肝移植手术的指征之一。

3. 化学药物治疗

经剖腹探查发现癌肿不能切除，或作为肿瘤姑息切除的后续治疗者，可采用肝动脉和（或）门静脉置泵（皮下埋藏灌注装置）作区域化疗栓塞。对预计手术不能切除者，也可行放射介入治疗，经股动脉作选择性插管至肝动脉，注入栓塞剂（常用如碘化油）和抗癌药行化疗栓塞，部分病人可因此获得手术切除的机会。

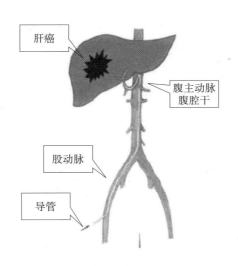

4. 放射治疗

对一般情况较好，肝功能尚好，不伴有肝硬化，无黄疸、腹水、无脾功能亢进和食管静脉曲张，癌肿较局限或门脉癌栓的患者，尚无远处转移而又不适于手术切除或手术后复发者，可采用放射为主的综合治疗。

5. 生物治疗

常用的有免疫核糖核酸、干扰素、白细胞介素-2、胸腺肽等，可与化疗联合应用。

（二）中医治疗

采取辨证施治、攻补兼施的方法，常与其他疗法配合应用。以提高机体抗病力，改善全身状况和症状，减轻化疗、放疗不良反应。

1. 分型治疗

中医的肝癌分型有以病情发展阶段分者，如早期、中期、晚期。但多以中医的基本理论辨证分型。按中华人民共和国卫生部药政司的新药（中药）治疗原发性肝癌临床指导原则，将肝癌分为脾虚、肝郁（气滞）、血瘀、湿热、热毒、肝肾阴虚等。由于上述分型中常常互相错杂，分型较为困难，有人不主张分型。但大多分为五型，即肝气郁结型、气滞血瘀型、脾虚湿困型、肝胆湿热型、气阴衰竭型。

（1）肝气郁结型

证候：两胁胀痛，烦躁易怒，胸腹闷胀，纳呆乏力，口苦，舌象正常，舌质淡红，舌苔薄白或薄黄，脉弦细。

治法：疏肝理气，和胃消积。

主方：柴胡疏肝散加减。

药物：柴胡、郁金、川楝子、八月札、枳壳、白术、赤芍、半枝莲、白花蛇舌草、石见穿、鳖甲、地鳖虫等。

（2）气滞血瘀型

证候：两胁胀痛，腹部郁块，推之不移，胸腹闷胀，纳呆乏力，舌象正常，舌质偏暗，边有瘀斑，舌苔薄白或薄黄，脉涩或弦细。

治法：疏肝理气，活血化瘀。

主方：小柴胡汤合大黄䗪虫丸加减。

药物：柴胡、黄芩、郁金、白术、白芍、赤芍、大黄、莪术、半枝莲、白花蛇舌草、石见穿、鳖甲、地鳖虫等。

（3）脾虚湿困型

证候：两胁隐痛，胀痛，乏力，纳差，消瘦，腹泻腹胀，肢体浮肿或有腹水，面色晦暗，舌质淡胖，苔白腻或浊腻，脉弦滑或滑数。

治法：益气健脾化湿。

主方：四君子汤合逍遥散加减。

药物：人参、黄芪、白术、茯苓、薏苡仁、制半夏、陈皮、赤芍、丹参、大枣、补骨脂、乌药等。

（4）肝胆湿热型

证候：两胁胀痛，腹部胀痛，恶心纳差，口苦目黄，小便黄赤，大便干结，舌质红绛，舌苔黄腻，脉弦或滑数。

治法：清热利湿，化瘀解毒。

主方：茵陈蒿汤合鳖甲煎丸加减。

药物：茵陈、大黄、山栀、茯苓、薏苡仁、制半夏、陈皮、赤芍、丹参、白花蛇舌草、金钱草、半枝莲、半边莲、蟾蜍皮、地鳖虫、黄芩等。

（5）气阴衰竭型

证候：两胁隐痛，烦热口干，低热盗汗，形体消瘦，腰膝酸软，乏力纳差，腹水经久不退，小便黄赤，大便干结，舌质红绛瘦小，舌光无苔，脉弦细涩。

治法：益气滋阴，养肝柔肝。

主方：八珍场合大补阴丸加减。

药物：人参、黄芪、白术、茯苓、薏苡仁、制半夏、陈皮、赤芍、丹参、玄参、生地、熟地、当归、补骨脂、乌药、鳖甲、龟板、大枣等。

2. 常用中成药

（1）复方斑蝥胶囊，每次3粒，每日2次。用于瘀毒内结所致的原发性肝癌等。

（2）槐耳颗粒，每次20克，每日3次。肝癌的辅助治疗一个月为一个疗程。用于正气虚弱，瘀血阻滞，原发性肝癌不宜手术和化疗者辅助治疗用药，有改善肝区疼痛，腹胀，乏力等症状的作用。

（3）参一胶囊，饭前空腹口服，每次2粒，每日2次。8周为一个疗程。改善原发性肝癌患者的气虚症状，提高机体免疫功能。

（4）回生口服液，每次10毫升，每日3次，消癥化瘀，用于原发性肝癌等。

（5）至灵菌丝胶囊，口服，慢性肝炎及肿瘤的辅助治疗，提高原发性肝癌患者的机体免疫功能。

3. 针灸、贴敷治疗

（1）针刺：主穴足三里，配穴阳陵泉、期门、章门、三阴交。每次选用2～3个穴位，慢进针，留针半小时，每日1次，10次为一个疗程。适用于肝癌疼痛者。

（2）穴位注射：选足三里及阳陵泉，药用肝炎灵注射液、当归注射液（偏血虚者选用）或黄芪注射液（偏气虚者选用）。用5毫升注射器抽取注射液，选定穴位，用碘伏棉签消毒，分别于两侧足三里及阳陵泉处各注射2毫升药液并用消毒干棉签按压片刻。适用于肝癌疼痛者。

（3）药膏外敷：由延胡索、丹参、乌药、蚤休、地鳖虫、血竭、冰片等组成的痛块灵外用膏。具有散结、止痛作用。

（三）康复

1. 保证足够的营养

一般以高蛋白、高糖、高脂肪、高维生素为宜。宜多选用能保肝的食品，如甲鱼、蓟菜、香菇、金针菇、刀豆等。要保持大便通畅，每餐要有新鲜的蔬菜和水果。忌生冷不洁水果，以及粗纤维水果。例如：菠萝、核桃、栗子、杏仁等。如需食用，必须用水泡软或加工成细末再食。

2. 辨证施食

肝脾肿大者，可选择海带、海龟、泥鳅、薏苡仁等；腹水者选用赤小豆、海带、鹌鹑、鲤鱼、鲫鱼、鸭肉等；黄疸者选用茭白、荸荠、鲤鱼、鲫鱼、蛤蜊、金针菜、甘薯等。

（1）主食的选择：选择易于消化的米、面。忌高粱米及豆类等不易消化的面食，米面制品不宜油炸。

（2）肉食的选择：海龟、乌龟、甲鱼、牡蛎等具有保肝作用。黑鱼、鲤鱼、鲫鱼对于肝癌腹水消除具有辅助作用。

（3）蔬菜的选择：以下蔬菜具有益肝脾作用，香菇、蘑菇、刀豆、赤小豆、海带、裙带菜、紫菜、茭白、金针菜、黄瓜等。

（4）水果的选择：宜经常食用富含维生素K及维生素C的水果：桑椹、李子、金橘、柿饼、杨梅、山楂等。

（四）预防

1. 注意饮用水安全。一些饮用水常被多氯联苯、氯仿等污染；池塘中生长的蓝绿藻是强烈的致癌植物；华支睾吸虫感染可刺激胆管上皮增生，可导致原发性胆管癌。

2. 扔掉家里的霉变食物。尤其是霉变的玉米、花生，因为这些食物中含有黄曲霉毒素，黄曲霉素的代谢产物黄曲霉素 B_1 会导致肝癌，建议多吃新鲜食物。

3. 保持健康体重，拒绝肥胖，远离糖尿病。因为肥胖和糖尿病是诱发肝癌的重要危险因素。

4. 戒酒。酒精进入人体后，主要在肝脏进行分解代谢，酒精对肝细胞的毒性使肝细胞对脂肪酸的分解和代谢障碍，引起肝内脂肪沉积而造成脂肪肝。饮酒越多，脂肪肝也就越严重，还可诱发肝纤维化，进而引起肝硬化甚至肝癌。

5. 病毒性肝炎是原发性肝癌诸多致病因素中的最主要因素，中国约有 1.2 亿 HBsAg 阳性者，因此也就成为世界上肝癌发病率最高的国家。尤其是乙型和丙型肝炎病毒与肝癌发病有密切的关系。存在肝硬化是大多数肝细胞癌的共同特征，约 70% 的原发性肝癌发生在肝硬化的基础上，且多数是慢性乙型和丙型肝炎发展而成的。

6. 定期查体是肝癌早发现的最简单方法。建议定期体检，尤其是高危人群（乙肝或丙肝患者）最好每半年通过甲胎蛋白（AFP）检测或 B 超排查有无癌变。

7. 自检。肝病的表现多数以消化道症状为主，一旦出现不明原因的恶心、呕吐、腹胀、食欲不振、乏力、厌油腻等症状时，要意识到可能是肝脏出了问题，如果发现尿色明显发黄，大便颜色浅白，一定要尽快到医院就诊。

四、药食宜忌速查

（一）药物宜忌

肝癌晚期常常会出现腹水的并发症，患者常痛苦不堪。许多患者和家属想尽办法，有病乱投医的事情屡见不鲜。本书告诉您：肝腹水治疗切忌乱用药。对于肝癌肝腹水患者来说，患病以后都容易想到，究竟吃哪些药对治疗疾病有好处呢？其实有时候用药不一定就好，尤其是滥用药物，有时候还会加重病情，所以患者用药一定要慎重。

1. 肝癌肝腹水用药不当后果严重

肝脏是人体具有极其重要生理功能的器官，绝大多数的体内代谢产物及外来毒物，包括药物都要经过肝脏进行解毒，它一方面将有毒的物质变为无毒的物质排出体外，另一方面将某些物质变化为机体所需物质被机体吸收利用。

但是，当肝脏发生病变，如各型肝炎、肝硬化或肝癌时，其解毒功能将减退进而影响对某些药物毒性的解除，使肝脏的正常结构受到破坏或损害，继发中毒性肝病或加快肝硬化发展的进程，使肝病经久不愈。所以肝癌肝腹水患者用药的时候一定要注意，要在专业医生的指导下适当的用药，不可擅自乱用。

2. 肝癌肝腹水患者禁用哪些药物

药物对肝脏的损害方式不同，有的药物对肝细胞有直接毒性作用，破坏肝细胞的整个结构；有的药物最初只干扰肝细胞的某一代谢过程，而后才间接地促进肝细胞的脂肪变或细胞坏死；有的药物作为抗原，在体内和肝脏内通过抗原、抗体反应而破坏肝细胞。

所以，肝病患者应慎用一些对肝脏有毒性的药物，如抗生素类及磺胺、抗肿瘤药、抗寄生虫药、中枢抑制药及抗痛风药、抗抑郁药、激素类及其有关药物等，这些药物都是肝癌肝腹水患者禁用的药物。

肝癌肝腹水患者一定要注意，治疗过程中一定要谨慎用药。上面的介绍都说明了滥用药物带来的危害，希望患者在治疗过程中预防以上危害的发生，患者在配合医生的治疗的情况下，如果医生不安排服用药物，自己尽量不要服药，而且要禁忌以上几类有毒药物。再次提醒患者一定要谨慎用药。

（二）饮食宜忌

肝癌患者的饮食要禁用一切有刺激性和有毒性的食物。忌服各种酒类、高脂肪饮食及辣椒、大蒜、韭菜、母猪肉、牛羊肉、狗肉、虾、蟹等。肝癌晚期，食管胃底静脉曲张，为防止损伤出血，不吃煎炸烤熏、坚硬焦脆及含粗纤维的食物，同时要细嚼慢咽。

1. 肝郁脾虚证

禁食肥甘厚味，如牛肉、羊肉、狗肉、肥肉、奶类、油炸类、豆制品、南瓜、红枣、花生、栗子等；辛辣刺激食物，如韭菜、葱、蒜、辣椒、胡椒、花椒、芥末、生姜等；禁食凉性果蔬食物，如生黄瓜、生萝卜、生西红柿、西瓜、梨、生荸荠、香蕉、柿子等；绝对禁饮各种冷饮、啤酒、绿茶、咖啡。

2. 湿热蕴毒证

严禁温热性食物，如辣椒、葱、蒜、姜、韭菜、香菜、榨菜、南瓜、刀豆、熟花生、桂圆、椰子、杨梅、荔枝、杏、桃、樱桃、核桃、石榴等；禁食腥味油腻食物，如牛肉、羊肉、狗肉、鸡肉、虾、蟹、鹌鹑肉、蛇肉、带鱼、鳝鱼、鲤鱼、草鱼、鲢鱼等；禁饮酒类，不宜饮红茶、咖啡。

3. 血瘀毒结证

禁食腥膻碍胃之食物，如牛肉、羊肉、狗肉、鸡肉、鸭肉、鹌鹑肉、猪肉、羊奶、奶酪、甲鱼、鳜鱼、海参、海蟹、海蛤、海螺、海蜇、鲜贝、龙虾、对虾、河虾、河蟹、蛇肉等；禁食石榴、柿子、栗子等；绝对禁忌酒类、浓茶。

4. 肝肾阴亏证

禁忌温热辛辣之食物，如牛肉、羊肉、狗肉、兔肉、公鸡肉、虾、蟹、羊奶、牛奶、海蛤、海螺、海蛎子、蜗牛肉、黑鱼、蛇肉、韭菜、大蒜、大葱、洋葱、辣椒、花椒、胡椒、熟花生等；忌食或少食米醋、糖、葡萄、甘蔗、香蕉、柿子、石榴、乌梅、核桃等；严禁各种冷饮、啤酒、酒类、浓茶、咖啡。

五、医患互动空间

（一）专家答疑

1. 乙肝和肝癌到底有没有关系呢？

肝癌是肝脏上的恶性肿瘤，乙肝属肝脏疾病，这种情况其实很容易让人产生联想。那么乙肝和肝癌之间到底存在不存在联系呢？其实事实如此，乙肝和肝癌肯定存在着必然的联系。

我国有许多的肝癌患者，而且死亡率较高。肝脏是人体多种重要物质的代谢中心，同时肝脏还有解毒、分泌、排泄等重要功能，一旦肝脏出现癌肿，对人体的健康危害极大。肝癌患者大部分都是由慢性疾病发展而来的，比如肝炎。临床上注意到肝癌患者有急性肝炎—慢性肝炎—肝硬化—肝癌的病史，可见肝炎与肝癌关系极为密切。国内在对肝癌的研究中还注意到：肝癌高发区人群中肝炎比例高，肝癌患者中乙型肝炎表面抗原（HBsAg）阳性者显著高于HBsAg阴性者。慢性肝炎还可不经过肝硬变阶段直接导致肝癌的发生。由此可见，多数肝癌患者的疾病是由肝炎发展而来的，所以说乙肝和肝癌之间存在着很大的联系。这就给人们提了一个醒，不要总是觉得乙肝症状不是太严重就忽视了治疗，实际上如果治疗不得当或不及时的话可能会带来严重后果。

2．既然乙肝可能导致肝癌的形成，那么如何预防乙肝呢?

乙肝的预防是现代社会的一大重任，它需要每个人的配合，避免乙肝病毒肆无忌惮的传播。那么，生活中预防乙肝的措施有哪些呢? 乙肝的传染性较强，所以要做好以下的防御措施:

（1）乙肝病毒基本不会通过消化道传播，也就是说握手、拥抱、接吻及吃饭等都不会造成乙肝病毒的传染。当与乙肝病人或携带者就餐时，如果你能够保证你的消化系统黏膜没有破损，一般是不会感染乙肝的。乙肝患者唾液和体液中确实也含有完整的乙肝病毒颗粒，但消化道的黏膜能构成一道屏障，胃酸，小肠液对病毒也有一定的破坏作用，并且唾液和体液中乙肝病毒而含量非常少，还需要通过破损的皮肤黏膜才能进入到人体，并且机体也有一定的免疫清除系统，所以乙肝病毒不管什么方式通过消化道而造成的传染是很小的。但是给小孩嘴对嘴喂食是个不良习惯，需要改正。

（2）注射用品及医疗器械要严格的消毒。把握好输血，血液制品的质量关，要随时检查献血者的健康状况，看是否是乙肝病毒表面抗原携带者。

（3）阻断母婴传播，临床实验表明有部分的患者是从母体携带过来的，如果能完全阻止母婴传播，那乙肝表面抗携带者人数减少1/3。而防止母婴传播的最好方法是新生儿出生后马上注射1支乙肝免疫球蛋白，同时在不同部位接种乙型肝炎疫苗，在1个月和6个月时分别接种第2和第3针乙型肝炎疫苗。

（4）远离易感染场所，培养良好卫生习惯。公共场所、理发店、美容院等容易被HBV污染，如浴池、剃刀、文眉、修脚等均可传染HBV；一些不正规的医疗诊所，对于针剂、器皿、器械没有经过严格消毒，亦容易感染乙肝病毒。尽量一个人使用自己的牙刷、毛巾、茶杯和碗筷等，养成饭前便后、出入公共场所（公交车、医院、超市等）后洗手的卫生习惯。要做好家庭及环境卫生、勤洗澡、勤换衣服，勤洗晒被褥。

以上为您介绍了乙肝与肝癌的关系，以及预防乙肝的四大措施，希望对大家在生活中做好对乙肝的预防有帮助。

（二）名医名院

1. 华北地区

所在地	医院名称	医院地址	姓名	职称
北京	中国中医科学院广安门医院	北京市西城区广安门内北线阁5号	林洪生	主任医师
			孙桂芝	主任医师
	首都医科大学附属北京中医医院	北京市东城区美术馆后街23号	王笑明	主任医师
			杨国旺	主任医师
	北京中医药大学东直门医院	北京市东城区海运仓5号	李　忠	主任医师
	北京中医药大学东方医院	北京市丰台区芳星园一区6号	胡凯文	主任医师
			何秀兰	主任医师
	中国医学科学院肿瘤医院	北京市朝阳区潘家园南里17号	冯　利	主任医师
	中国中医科学院西苑医院	北京市海淀区西苑操场1号	杨宇飞	主任医师

所在地	医院名称	医院地址	姓名	职称
天津	天津中医药大学第二附属医院	天津市河北区真理道816号	周　洁	主任医师
			陈荣生	副主任医师
	天津中医药大学第一附属医院	天津市南开区鞍山西道314号	贾英杰	主任医师

2. 华东地区

所在地	医院名称	医院地址	姓名	职称
上海	上海曙光医院	上海市浦东新区张江张衡路528号	罗运权	主任医师
			赵　钢	主任医师
	上海中医药大学附属龙华医院	上海市宛平南路725号	孙建立	主任医师
			邱佳信	主任医师
	上海中医院	上海市芷江中路274号	祝峻峰	主任医师
			李　雁	主任医师
			侯风刚	副主任医师
	上海中医药大学附属岳阳中西医结合医院	上海市甘河路110号	韩克起	主任医师
			陈　伟	主任医师
			钱力兰	主任医师

续表

所在地	医院名称	医院地址	姓名	职称
浙江	浙江省中医院	杭州市邮电路54号	郭　勇	主任医师
			陈培丰	主任医师
	浙江中医药大学附属第三医院	杭州市庆春路23号	庞德湘	主任医师
	杭州市中医院	杭州市体育场路453号	黄　挺	主任医师
山东	山东省中医院	山东省济南市文化西路42号	齐元福	主任医师
			周晓园	主任医师
	滨州市中医院	滨州市渤海八路539号	董吉香	主任医师
江苏	江苏省人民医院	南京市广州路300号	王学浩	主任医师
			苗　毅	主任医师
			李相成	主任医师
	江苏省中医院	南京市秦淮区汉中路155号	周仲瑛	主任医师/国医大师
			邵　铭	主任医师
			王居祥	主任医师
			于大海	主任医师
	南京鼓楼医院	南京市中山路321号	仇毓东	主任医师

所在地	医院名称	医院地址	姓名	职称
江苏	解放军81医院	南京杨公井34标34号	王　轩	主任医师
			高　蕾	主任医师
	无锡市中医院	无锡市中南西路8号	尤建良	主任医师
安徽	安徽省中医院	安徽省合肥市梅山路117号	夏黎明	主任医师

3. 华中地区

所在地	医院名称	医院地址	姓名	职称
湖北	华中科技大学同济医学院附属同济医院	武汉市解放大道1095号	陈孝平	主任医师
湖南	中南大学湘雅医院	长沙市开福区湘雅路87号	王志明	主任医师

4. 华南地区

所在地	医院名称	医院地址	姓名	职称
广东	南方医科大学南方医院	广州白云区广州大道北1838号	侯金林	主任医师
	中山大学附属第一医院	广州市越秀区中山二路58号	胡安斌	主任医师

第四部分
胃癌的防治与指导

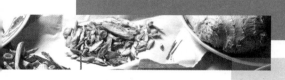

一、基础知识导航

（一）什么是胃癌？

胃癌是指原发于胃黏膜上皮细胞的恶性肿瘤。胃癌分为肠型胃癌和弥漫型胃癌。肠型胃癌发病与高盐饮食和食用腌制食品、幽门螺旋杆菌感染有关。弥漫型胃癌与饮食无关，有家族遗传倾向。

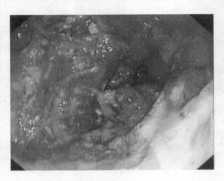

（二）胃癌如何自我诊断？

早期胃癌多无症状，部分可表现为胃脘隐痛、作胀不适、恶心嗳气，或有食欲减退等消化不良症状，与胃炎、胃溃疡等相似，不做胃镜等特殊检查则难以发现。

进展期胃癌可有上腹痛、餐后加重、纳差、厌食、乏力及体重减轻。

（三）胃癌发病情况知多少

1. 发病率高

胃癌在我国发病率较高，其发病率在不同地区之间有着很大差异，北方高于南方，农村高于城市。男性胃癌的发病率和死亡率高于女性，55～70岁为高发年龄。据2015年全国肿瘤登记中心发布的数据，胃癌的发病率和死亡率均居我国恶性肿瘤第二位。2015年胃癌发病率67.9万例。

2. 胃癌的病因

胃癌的病因很复杂，是多种因素综合作用的结果。在不同的国家和地区，胃癌发病模式是不相同的。

（1）饮食因素：饮食因素与胃癌发病有直接联系，绝大多数学者都认为胃癌主要是某些致癌物质通过人们的饮食、不良的饮食习惯和方式，不断地侵袭人体而形成。与胃癌相关的食品有以下几个基本特点：高盐、高淀粉、低脂、低（动物）蛋白、少新鲜蔬菜及水果。食物加工方式有腌熏、发酵等。另外，进食方式（行为）亦有影响，如暴饮暴食、喜烫食等。

（2）氮亚硝基化合物（NOC）：胃癌的病因学说中以氮亚硝基化合物的致癌最受重视。对NOC致癌性的研究主要集中在亚硝胺类和亚硝酰胺（NAD），其中研究较多是硝酸盐（NO_3^-）、氮氧分子（NO）。综合12个国家的研究资料表明，胃癌发病与硝酸盐摄入量呈正相关。NO是机体内具有重要生理功能的活性分子。当有Fe^{2+}存在时，NO能与其他极活泼的自由基发生化合反应，如使胺类亚硝化而直接损伤DNA。

（3）幽门螺杆菌（Helicobacter Pylori，HP）：大量人群描述性流行病学、病例对照研究结果均显示HP感染与胃癌流行呈正相关。世界卫生组织在1994年已将此列为胃癌的第一类致癌原。有调查表明，HP感染者胃癌的危险性较无HP感染者增高6倍。

目前认为HP可能主要是通过诱发胃黏膜炎症反应而导致胃黏膜上皮细胞再生来促使胃癌发生。另外，HP感染能导致胃腺分泌胃酸下降，间接影响了胃内氮亚硝基化合物（NOC）的合成和分解代谢，具有较高致癌作用。

（4）吸烟、饮酒：烟草以及烟草烟雾中含有多环芳烃、亚硝胺等多种致癌物质。烟草烟雾中还含有自由基，可通过破坏遗传基因，损伤细胞膜和降低免疫功能促使组织癌变。这些致癌物质可以溶解于唾液中，随吞咽进入胃内，并随吸烟量增加以及吸烟持续时间延长，长期作用而致癌。大多数研究均表明吸烟与胃癌呈正相关，吸烟者较之不吸烟者胃癌发生的相对危险度为1.5～1.6。在世界范围内，每年大约有80000多胃癌患者是由吸烟引起（估计占胃癌病例总数的11%）。

　　研究发现不同的饮酒类型与胃癌的联系程度不同，一般认为饮烈性酒的危险性高于饮啤酒等低度酒。在实验研究中人们给动物连续性的灌注乙醇，动物患癌的危险性并不增加，若在用乙醇的同时喂食含有氮亚硝基化合物（NOC）的食物时，其患病的危险性要高于单独食用NOC。因此人们认为乙醇本身可能不致癌，但可以增强其他致癌物的作用。

　　（5）遗传因素：胃癌有明显的家族聚集倾向，家族发病率高于人群2～3倍。这可能和家族成员共有环境因素有关。

　　3. 哪些人容易得胃癌？

　　（1）癌前变化者：分为癌前疾病和癌前病变，癌前疾病主要指与胃癌相关的胃良性病变，有发生胃癌的危险性；癌前病变主要指较易转变为癌组织的病理学变化，主要指异型增生，包括胃溃疡、残胃炎、胃息肉、肠上皮化生、萎缩性胃炎等。

（2）感染胃幽门螺杆菌：HP感染与胃癌流行呈正相关，有调查表明，HP感染者胃癌的危险性较无HP感染者增高6倍。

（3）胃癌家族史：胃癌的遗传性比较明显，所以如果有家族史的话，得胃癌的可能性大一些。

（4）吸烟、喝酒、不良饮食习惯：吸烟、饮酒、常食不新鲜食品、低蛋白膳食、喜食腌渍食品和熏烤食品、暴饮暴食、喜欢吃干、硬、烫食物或进食快，三餐不定时和生气时进食等不良的饮食习惯等，这些可能是导致胃癌病因之一。

二、个人调理攻略

（一）预防胃癌，六项注意

1. 少吃或不吃腌菜

腌菜中含有大量的亚硝酸盐和二级胺，在胃内适宜酸度或细菌的作用下，能合成亚硝胺类化合物，这类化合物是很强的致癌物质。所以食品要新鲜，提倡冰箱冷藏。

2. 不吃或少吃烟熏和油煎食物

熏鱼和熏肉中含有大量的致癌物质，如3-4苯并芘和环芳烃。油炸、烘烤、烧焦食物和重复使用的高温食油中也含有此类致癌物质，应尽量少食用。

3. 不吃霉变的食物

日常生活中常常会遇到发霉变质的食品，霉变是由污染霉菌所引起，霉菌中有些是产毒真菌，是很强的致癌物质，同时某些食物在产毒真菌作用下产生大量的亚硝酸盐和二级胺，进入机体后在一定条件下，胃又可合成亚硝胺类化合物而致癌。

4. 不吸烟、少饮酒

吸烟与胃癌也有一定的关系，烟雾中含有苯并芘、多环芳香烃、二苯并卡唑等多种致癌或促癌物质，是食管癌和胃癌的病因之一。酒精本身虽不是致癌物质，但烈性酒会刺激胃黏膜，损伤黏膜组织，促进致癌物质的吸收，如果饮酒同时吸烟，其危害性更大。因为酒精可增强细胞膜的通透性，从而加强对烟雾中致癌物质的吸收。

5. 要养成良好的饮食习惯

若饮食不定时定量、暴饮暴食、进食过快过烫，对胃产生损伤性的刺激，与胃癌的发生有一定的关系。同时，食盐摄入量大，进餐时好生闷气与胃癌也有关系。

6. 多吃新鲜蔬菜和水果

多吃含维生素 A、B、E 的食物，适当加强蛋白质摄入，以利保护胃黏膜。

（二）饮食调养，防治胃癌

胃癌多属于中医学"噎膈""反胃""胃脘痛""癥瘕""积聚"等范畴。运用食疗药膳治疗食管癌是传统医学的一大特色。这样食借药力、药助食威，二者相辅相成，可起到防癌抗癌之功效。

1. 清炖黄花鱼

黄花鱼1条，荜茇、砂仁、陈皮、胡椒各3克，油、盐、葱、姜各少许。将黄花鱼去鳞和内脏，洗净，荜茇、砂仁、陈皮、胡椒等捣略碎。将油烧热，下黄花鱼稍煎，加水适量，入葱、姜、荜茇、砂仁、陈皮、胡椒共煮，加盐少许，炖熟即可。每日早晚各1次，2次食尽，连服7日。

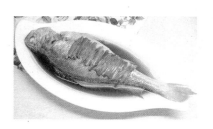

黄花鱼性温味甘，补气填精，开胃安神。富含多种氨基酸，对放射治疗有增效作用。黄花鱼鳔有明显抗幽门结扎性溃疡的效果，达到预防胃癌的目的，所以应将鱼鳔与黄花鱼同炖。《中国海洋生物》载："大黄鱼可治食道癌和胃癌。"此方味道鲜美，既可补中健胃，又可抗癌防癌，宜于胃癌患者经常食用。

提示：目前普遍认为长期食用新鲜水果特别是柑橘和生蔬菜有保护作用，可明显减低胃癌的发生。另外，一些在沙拉中使用的特殊品种蔬菜也有保护作用，如：西红柿、莴苣、黄瓜、胡萝卜、芹菜、甜椒、洋葱。葱类在一些国家被证实与胃癌的发生呈负相关。

大量食用新鲜蔬菜和水果降低胃癌发生的原因，一方面是新鲜蔬菜中致癌物少，另一方面可能是其中含大量的维生素A、维生素C和维生素E等。

2. 猴头菇炖章鱼

猴头菇250克，章鱼肉100克，葱白、姜丝、油、盐、酒各少许。将猴头菇温水浸泡15分钟，挤净水切块；章鱼肉洗净切块。二物共置锅内，加水适量煮沸，放入葱、姜、盐、酒、油适量，慢火炖。每日1次，连服15日，食量不限。

猴头菇性平味甘，补虚损，利五脏。含有多糖、多肽和酰胺类物质，均有抗癌作用，对胃癌有明显的治疗效果，可以缩小肿块，提高免疫力，延长生存期。动物实验对小鼠肉瘤S-180有较好抑制作用。章鱼性平味咸，益气养血，通经生肌。章鱼提取物有极强的抗病毒和抗肿瘤作用，对小鼠肉瘤S-180抑

猴头菇：猴头菇是一种大型真菌，又名猴头、猴头菌、花菜菌、对脸菇、刺猬菌、山伏菌、阴阳蘑。猴头菇子实体呈球形，上面布满像头发一样的针状菌刺（又称菌发），很像小猴子的头，故而得名。

猴头菇是我国著名的八大山珍之一。猴头菇的营养价值很高，含有16种氨基酸，其中7种是人体必需的氨基酸。

制率达30%以上，章鱼血亦有一定的抗癌活性。猴头菇与章鱼合用，味鲜美可口，抗癌作用强，又可益气养血，尤适宜于胃癌、食管癌、肠癌等消化道肿瘤。

3.　清蒸茄泥

紫茄2个，大蒜泥适量，香油、盐适量。将紫茄去蒂，洗净切片，置入盘中，加蒜泥、香油、盐少许，入蒸锅蒸至茄子熟。每日早晚各1次，佐餐食用。

茄子性凉味甘，清热活血，消肿止痛。现代研究证实茄子有抑制消化系统肿瘤增殖的作用。紫茄子的龙葵碱能明显抑制小鼠H22腹水型癌细胞的增殖，抑制率为87.35%，癌细胞表面的磷酸二酯酶等活性明显降低，膜表面微绒毛明显消退。大蒜有较强的解毒抗癌功能。大蒜与茄子合用，可清热解毒，消肿抗癌，宜于胃癌、食道癌、大肠癌等消化系统肿瘤患者。因茄子紫皮中富含龙葵碱，故制作时应选紫皮者，且不宜去皮。

4.　香菇木耳煨海参

香菇、黑木耳各15克，海参100克，姜丝、蒜泥各10克，酱油、香油、盐各适量。将香菇、木耳水浸泡发洗净撕碎片；海参温水浸泡数小时，剖洗切片。起油锅倒入香油烧热，入海参略炒，加少量酱油、蒜泥、姜丝、盐同翻炒数分钟，再加香菇、木耳和清水适量，盖上锅盖文火煨至烂熟即成。每日早晚2次服尽1剂，连食5日。

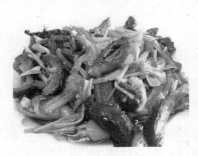

香菇味美，富含营养成分；香菇多糖对小鼠肉瘤S-180抑制率达98%。木耳营养丰富，被誉为"素中之劳"；现代研究有一定抗癌作用。海参性温味甘咸，益气补阴，止血消炎。现代实脸证明海参中有多种抗癌成分，可以明显抑制肿瘤生长和转移，尤其对消化道肿瘤有治疗作用。此方清淡可口，抗癌强身效果好，适用于消化道肿瘤患者经常食用。

5. 什锦猪肚

猪肚1个，莲子50克，赤豆50克，薏苡仁50克，火腿30克，虾仁30克，肉丁30克，盐、花椒、橘皮、葱、姜、白糖、料酒等调料适量。将猪肚洗净，将莲子、赤豆、薏苡仁、虾仁、火腿丁、肉丁混匀后纳入肚中，用线扎好，在鲜汤中煮沸，加入众调料，煮至烂熟即成。每日1次，连食7日，量不限。

猪肚性温味甘，补虚损，健脾胃。莲子清心养胃，所含抗癌成分有抑制癌细胞的作用。薏苡仁性微寒味甘，健脾渗湿，现代研究证明能延长胃癌患者的存活期，抑制癌细胞生长。赤豆性平味甘酸，利水除湿，消肿解毒。虾仁、肉丁、火腿等均有补虚强身的作用。诸味配伍，以健脾胃、益气血为主要功能，适用于消化系统肿瘤日久食欲不佳者。

6. 鹅血豆腐汤

鲜鹅血250克，豆腐100克，鲜大蒜苗100克，油、盐各适量。将鹅血入沸水烫熟后，切成厚块；豆腐切厚块；大蒜苗切小段。将豆腐、鹅血放入锅中，加油、盐略炒，加水适量煮沸，约煮3~5分钟，加入大蒜苗、味精等即成。每日1次，连服7日。

鹅血有较强的抗癌作用。豆腐、大蒜苗营养丰富，有抗癌防癌功能。三味合用，抗癌解毒，宜于胃癌、食管癌、肠癌患者。

7. 海参虾仁莼菜汤

水发海参30克，虾仁30克，莼菜60克，食盐、香油适量。三味下锅，加水适量，煮至汤浓，加入调料即成。每日1次，连续30天。

海参、虾仁味鲜美，营养丰富，有一定抗癌作用。莼菜性冷而滑，清胃火，所含多糖成分对肿瘤有明显抑制作用。此汤可经常服食，尤对胃癌患者有效。

（三）合理饮食，远离胃癌

1. 多吃高纤维的植物食品

如果无法放弃肉食，饮食也应以清淡为主，每餐的食物种类不要太多。吃的食物太复杂，对胃部和整个消化系统都是负担。

2. 控制每日盐的摄入量

高盐饮食也是导致胃

高盐饮食对人体的危害：人体食用过量的高盐食物以后，食盐的高渗透压对胃黏膜会造成直接损害，使胃黏膜发生广泛性弥漫性充血、水肿、糜烂、溃疡、坏死和出血等一系列病理改变。

癌发生的一个高危因素。据流行病学调查，我国人均每日吃盐量在27克以上，而国际规定健康饮食的进盐量为6克左右。大家不妨到药店购买专门的限盐勺，把好限盐关。如果没有限盐勺，也可以用可乐、雪碧等饮料瓶的盖子来衡量，一盖盐大概是5克。

高盐食物还能使胃酸分泌减少，抑制前列腺素E的合成。前列腺素E具有提高胃黏膜抵抗力的作用，如果其合成减少，就使胃黏膜易受各种攻击因子攻击而损伤，发生胃部病变。

同样高盐及盐渍食物中还含有大量的硝酸盐，它在胃内被还原菌转变为亚硝酸盐，然后与食物中的胺结合成亚硝酸胺，具有极强的致癌性。

3. 蔬菜可和碳水化合物或豆类配搭，但水果则宜单独吃

如果遵守这些原则，就不会对胃部造成太大的负担，导致消化不良，最后引发各种消化系统的疾病。每餐最好进食一些新鲜、没有烹煮过的水果、蔬菜和芽菜。它们的维生素对预防胃癌有帮助。

（四）术后调养，预防复发

胃癌在临床上最佳的治疗方法就是进行手术治

疗，将胃的癌变部位切除，但是手术过后的饮食也一定要高度警惕，那么胃癌术后的饮食应注意什么呢？

1. 加强营养，提高抗病能力。少食多餐，每天4～5次，从流质、半流质到软食，开始时每次量约小半碗，以后慢慢增加。饮食宜清淡、高维生素、高蛋白，富含营养、宜消化，如面片、面条、各种粥、牛奶、豆浆、藕粉、肉汤等，并给予足量的维生素C，如鲜橘汁等。

2. 可适当补充一些铁剂，经常多吃新鲜水果、蔬菜，保持大便通畅。

3. 禁烟酒、禁吃霉变食物，禁生硬、粗糙刺激之物。

4. 养成定时、定量的饮食习惯。食物应细嚼慢咽，减轻胃的负担。

5. 防止"胃切除后倾倒综合征"的发生。要控制每餐汤水的摄入量，食物的总量和进食的速度，不要让较多的水或食物一下子进入残留的胃内，很快通过吻合口而进入肠道，一般以进食少量易消化的碱性食物较好。进食后应躺下休息15分钟左右。避免进食较多的甜流汁或汤水。若出现头昏心慌、汗出、腹部不适、恶心等症状，不必惊慌，躺下休息15～30分钟后，会慢慢自行好转。

6. 可适当慢走、散步，每天轻揉腹部15分钟左右，早晚各一次。可帮助胃吸收和消化，有助于身体的康复。

三、名家防治指导

（一）西医治疗

胃癌的治疗应当采取综合治疗的原则，即根据肿瘤病理学类型和临床分期，结合患者一般状况和器官功能状态，采取多学科综合治疗模式，有计划、合理地应用手术、化疗、放疗和生物靶向等治疗手段，达到根治或最大幅度地控制肿瘤，延长患者生存期，改善生活质量的目的。

早期胃癌且无淋巴结转移证据，可根据肿瘤侵犯深度，考虑内镜下治疗或手术治疗，术后无需辅助放疗或化疗。

局部进展期胃癌或伴有淋巴结转移的早期胃癌，应当采取以手术为主的综合治疗。根据肿瘤侵犯深度及是否伴有淋巴结转移，可考虑直接行根治手术或术前先行新辅助化疗，再考虑根治性手术。成功实施根治性手术的局部进展期胃癌，需根据术后病理分期决定辅助治疗方案。

复发或转移性胃癌应当采取药物治疗为主的综合治疗手段，在恰当的时机给予姑息性手术、放射治疗、介入治疗、射频治疗等局部治疗，同时也应当积极给予止痛、支架植入、营养支持等最佳支持治疗。

（二）中医治疗

1. 分证论治

中医治疗胃癌的原则：早期以攻为主，中期攻补兼施，晚期以补为主。

（1）肝气犯胃

证候：胃脘胀痛，嗳气酸腐、或恶心、呕逆、脉弦。

治法：疏肝和胃，止痛降逆。

方药：柴胡疏肝散加减。

（2）脾胃虚寒

证候：胃脘隐痛、喜暖喜按、食入经久复吐出，神疲乏力，肢冷、便溏、浮肿、舌淡胖、有齿印、脉沉弦虚。

治法：益气温中。

方药：黄芪建中汤、香砂六君子汤加减。

（3）胃阴虚证

证候：胃脘灼痛、嘈杂、口干、食后痛甚、五心烦热、大便干结、舌红无苔、脉细数。

治法：清养胃阴。

方药：麦门冬汤，一贯煎加减。

（4）瘀血阻络

主证：胃脘疼痛较剧烈，或如针刺刀割，痛点固定，痞块拒按，大便色黑，舌紫暗、或有瘀斑、脉沉涩。

治法：活血化瘀。

方药：失笑散加味。

（5）气血两虚

主证：胃癌晚期，气血多已衰败，属邪实正衰、除可见胃脘疼痛、肿块坚硬、恶心呕吐等中期所具之证候外，尚可见严重消瘦、神疲倦怠、皮肤枯燥甲错等恶病质征象以及大量呕血便血，甚至腹水等证候。

治法：扶正为主，佐以祛邪。

方药：十全大补汤加减。

2. 常用中成药

（1）增生平片：每次4~8片，每日2次，或遵医嘱。3个月为一个疗程。适用于胃癌术后或围化疗期的辅助治疗。

（2）复方斑蝥胶囊：每次3粒，每日3次。3个月为一个疗程。适用于胃癌术后或晚期胃癌证属瘀毒内阻，气阴两虚者。

四、药食宜忌速查

（一）中西医结合治疗

胃癌的恶性程度高，发展快，通常诊断时已处于胃癌中晚期，胃癌的治疗上手术、放疗、化疗的效果不尽如人意，胃癌发生复发转移的比例也比较高。另外，西医的各种疗法均会对人体造成一定程度的损伤，给胃癌的治疗带来不便。中西医结合在胃癌的治疗上的具有一定优势：中医能增强西医对胃癌的治疗效果；中医能增强人体免疫，减轻西医治疗的毒副反应；中西医结合，优势互补，疗效比单一方法好。

（二）药物禁忌

1. 忌活血药用得太过

活血化瘀是中医治疗癌瘤的一种方法，但是必须注意其适应证。如果肿瘤尚未切除，或确有血瘀之象，且患者身体尚实，这时才可用行气通络、活血化瘀之品。如果患者肿瘤已经切除，或已发生多处转移，体质较虚者，则尽量少用活血之品。因长期应用活血之品，可使病体更虚，并有可能激活癌细胞，极易造成血行转移加速或复发。有的因活血太过，还可造成血小板减少，而引起吐血、咳血、尿血、便血等失血倾向。

2. 忌以毒攻毒药量过大

治疗癌症的中药有许多种，有清热解毒、活血化瘀、软坚散结、化痰利湿、理气和血等等。常听说，有的癌症患者误服"偏方"和毒性剧烈的中药而导致不必要的损伤。如果已经做完手术，体内肿瘤病灶全部摘除了，就不宜用此法，而应该用清热解毒等疗法较为稳妥。

3. 忌泻下攻伐过猛

癌症是一种全身性消耗疾病。癌细胞在生长繁殖过程中，大量消耗着机体内的能量和营养物质，造成体内空虚，同时又带来一系列的营养障碍和代谢紊乱。此时治疗，当以扶正为主、祛邪为辅、切忌使用泻下药攻伐太过。

（三）饮食宜忌

1. 宜

预防胃癌建议食用的5种食物：

（1）大蒜：是公认的防癌食物，有明显的抗癌功效。流行病学调查显示，食用生大蒜的人群，胃癌发病率非常低，原因是大蒜能显著降低胃中亚硝酸盐含量，减少了亚硝酸胺合成的可能，因而有防癌效果。

（2）洋葱：吃洋葱能降低胃中亚硝酸盐含量，重要的是洋葱中含有一种栎皮素的物质，为天然的抗癌物质。研究显示，经常吃洋葱的人，胃癌发病率比少吃或不吃洋葱的人要少25%，患胃癌的致命率也低了30%。

（3）椰菜花：含较多微量元素钼，可阻断致癌物质亚硝酸胺的合成，能起到抗癌防癌作用。有研究报告指出，椰花菜还含有一种可以刺激细胞活动的酵素叫小硫化物，能阻止癌细胞的形成。吃椰花菜对预防食道癌、胃癌等都有一定作用。

（4）菌菇类：这类食物包括冬菇、香菇、金针菇等以及木耳。科学家发现，食物中许多菌菇类都含有抗癌物质，能起防癌功效。比如，冬菇中所含的多糖体，抗癌率非常高。黑木耳、白木耳所包含的多糖体也是一种抗癌的有效物质。菌菇类食物中富含的粗纤维和钙等都有防癌作用，还能提高人体免疫力。

（5）番茄：含番茄红素及胡萝卜素，它们都是抗氧化剂，特别是番茄红素，能中和体内自由基，对于抗胃癌和消化系癌有利，同时对预防乳腺癌和前列腺癌也有效。

2. 忌

（1）禁止食用腐烂变质或者是霉变的食物：我国的专家学者发现，胃癌高发区的粮食与食品受霉菌污染严重。

（2）禁止抽烟酗酒：因为过量的烟酒会使患癌症的几率大大增加。烟酒只能使疾病进展得更快，有百害而无一利。酗酒可灼伤胃黏膜，引起慢性胃炎，而胃炎有转变成胃癌的可能性。

（3）禁止食用过度刺激性的食物：如辣椒、花椒等。

（4）少吃或者是不吃熏烤的食品及过度腌制的蔬菜。

（5）禁止高盐性的食物。

（6）手术以后的病人忌进牛奶、糖和高碳水化合物饮食，以防发生倾倒综合征。

（7）忌食辛香走窜的食品：如香菜、孜然、胡椒、辣椒、葱、芥末、蒜等。

（8）禁止肥腻生痰食品：如肥肉、肥鸡、肥鸭、各种甜食（含糖量较高的）、奶油、奶酪等。

3. 预防胃癌，饮食调养

预防胃癌的饮食原则：

（1）定时定量：要做到每餐食量适度，每日3餐定时，到了规定时间，不管肚子饿不饿，都应主动进食，避免过饥或过饱。

（2）温度适宜：饮食的温度应以"不烫不凉"为度。

（3）细嚼慢咽：以减轻胃肠负担。对食物充分咀嚼次数愈多，随之分泌的唾液也愈多，对胃黏膜有保护作用。

（4）饮水择时：最佳的饮水时间是晨起空腹时及每次进餐前1小时，餐后立即饮水会稀释胃液，用汤泡饭也会影响食物的消化。

（5）注意防寒：胃部受凉后会使胃的功能受损，故要注意胃部保暖不要受寒。

（6）少吃油炸食物：因为这类食物不容易消化，会加重消化道负担，多吃会引起消化不良，还会使血脂增高，对健康不利。

（7）少吃腌制食物：这些食物中含有较多的盐分及某些可致癌物，不宜多吃。

（8）少吃生冷食物刺激性食物：生冷和刺激性强的食物对消化道黏膜具有较强的刺激作用，容易引起腹泻或消化道炎症。

（9）规律饮食：研究表明，有规律地进餐，定时定量，可形成条件反射，有助于消化腺的分泌，更利于消化。

（10）避免刺激：不吸烟，因为吸烟使胃部血管收缩，影响胃壁细胞的血液供应，使胃黏膜抵抗力降低而诱发胃病。应少饮酒，少吃辣椒、胡椒等辛辣食物。

（11）补充维生素C：维生素C对胃有保护作用，胃液中保持正常的维生素C的含量，能有效发挥胃的功能，保护胃部和增强胃的抗病能力。因此，要多吃富含维生素C的蔬菜和水果。

五、医患互动空间

（一）专家答疑

1. 胃癌的主要化疗方案有哪些？

主要的一线化疗方案有 DCF 方案（多西他赛、顺铂和氟尿嘧啶）或其改良方案；ECF 方案（表柔比星、顺铂和氟尿嘧啶）或其改良方案；伊立替康联合顺铂或氟尿嘧啶类（氟尿嘧啶或卡培他滨），奥沙利铂联合氟尿嘧啶类（氟尿嘧啶或卡培他滨），顺铂联合氟尿嘧啶类（氟尿嘧啶或卡培他滨）。

2. 晚期胃癌的靶向治疗药物应如何应用？

对于胃或胃食管结合部腺癌的患者，建议检测 Her-2，若为免疫组化阳性（+++），或者 Her-2（++）、FISH 检测（+），可以考虑化疗联合曲妥珠单抗治疗。而其他的靶向治疗药物，如西妥昔单抗（EGFR 抗体）、贝伐单抗（抗 VEGFR 抗体）与化疗联合应用于胃癌晚期的治疗还在研究中。

3. 什么是残胃癌？

残胃癌的定义一般指的是胃非癌性病变手术后

5年近侧残胃发生的癌变，若因恶性病变而手术者则应指手术后20年以上发生的癌变。残胃癌属于少见的胃癌，其生物学行为与胃癌相似。

4. 胃癌会传染吗？

胃癌不会像常见的疾病一样会由人传染给人。即使是满足了传染条件也不会传染，因为此症不会把致癌因素通过任何途径传给他人。即使把癌细胞植入到其他人体内，它也无法存活。因为对自己而言，他人的癌细胞就是一种异物，机体可以通过强大的免疫排异能力，将他人的癌细胞杀死。因此，胃癌不会传染最简单的道理是肿瘤不是传染病，即使把肿瘤细胞移植在他人体内也是难以成活的，因为存在着排异反应。

5. 胃癌术后能活多久？

胃癌患者术后的生存期因人而异，其主要跟以下几点有关：①胃癌术后存活期在一定程度上与病人身体机能有关，身体机能好，免疫力强，才能抵抗癌肿的发展，耐受各种药物治疗。因此，提高免疫机能，增强对肿瘤的抵抗力对胃癌患者来说很重要。②治疗方法是否得当，手术是否彻底，治疗措施是否及时，在很大程度上影响了胃癌术后存活期。根据患者癌肿病理分期，身体状况，及时选择最合适的手术治疗，根除肿瘤，能延长术后存活时间。③心态很重要，患者不能被活多久的问题困扰，保持平和的心情积极配合手术治疗，对手术后的存活时间有正向的影响。④一个妥善的术前术后护理，能保证患者有一个优越的治疗条件，减少术后并发症的发生，尽量减少复发。⑤胃癌手术后注意定期检查，保持良好的生活习惯，无需过多的担忧手术后能活多久的问题，拥有一个豁朗的心情，完全可以活到应有的年龄。

（二）名医名院

1. 华北地区

所在地	医院名称	医院地址	姓名	职称
北京	中日友好医院	北京朝阳区樱花路2号	邓周录	主任医师
			张克俭	主任医师
	中国中医科学院西苑医院	北京市海淀区西苑操场1号	郭 全	主任医师
			吴 煜	主任医师
	北京中医药大学东直门医院	北京市东城区海运仓5号	李 忠	主任医师
			王俊显	主任医师

所在地	医院名称	医院地址	姓名	职称
山西	山西省中医院	山西省太原市坝陵南街2号	肖汉玺	主任医师
天津	天津市肿瘤医院	天津市河西区体院北环湖西路	梁　寒	主任医师
			张汝鹏	主任医师
河北	河北医科大学第四医院	河北省石家庄市健康路12号	赵　群	主任医师
内蒙古	包头市中心医院	包头市东河区环城路61号	邬海峰	主任医师

2. 华东地区

所在地	医院名称	医院地址	姓名	职称
上海	复旦大学附属肿瘤医院	上海市东安路270号	傅　红	主任医师
			黄　华	主任医师
	上海中山医院	上海市徐汇区枫林路180号	孙益红	主任医师
			沈坤堂	主任医师
	上海瑞金医院	上海市卢湾区瑞金二路197号	燕　敏	主任医师
浙江	浙江省第一医院	浙江省杭州市庆春路79号	于吉人	主任医师
			滕理送	主任医师

所在地	医院名称	医院地址	姓名	职称
浙江	浙江省肿瘤医院	浙江省杭州市半山桥广济路38号	程向东	主任医师
			王新宝	主任医师
山东	青医附院	青岛市江苏路16号	周岩冰	主任医师
	山东省立医院	济南市槐荫区经五纬七路324号	刘洪俊	主任医师
			徐　涛	副主任医师
江苏	江苏省中医院	南京市汉中路155号	刘沈林	主任医师
			于大海	主任医师
			刘福坤	主任医师
	南京军区总院	江苏省南京市中山东路305号	李国立	主任医师

3. 华中地区

所在地	医院名称	医院地址	姓名	职称
河南	河南省人民医院	郑州市金水区纬五路7号	孙培春	主任医师
	郑州大学第一附属医院	郑州市二七区建设东路1号	郜永顺	主任医师
			张谢夫	主任医师

所在地	医院名称	医院地址	姓名	职称
湖南	中南大学湘雅二医院	长沙市芙蓉区人民中路139号	姚宏亮	主任医师
			赵　华	主任医师
	中南大学湘雅医院	长沙市开福区湘雅路87号	裴海平	主任医师
			陈子华	主任医师

第五部分
食管癌的防治与指导

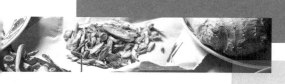

一、基础知识导航

（一）食管癌的病因

1. 生活习惯和食管慢性刺激

（1）吸烟：流行病学发现一些食管癌高发区居民吸烟相当普遍，一些地区居民不吸烟，食管癌很少见。烟含有多种的致癌物质，对身体有很大的危害，此外烟雾中还有大量NO、NO_2和烃类反应生成的烷类和烷氧自由基，刺激食管上皮增厚，细胞增生，随着吸烟时间的延长，产生癌变。

（2）饮酒：许多食管癌患者都有大量饮酒史，最近英国和香港科学家调查了香港食管癌患者的吸烟及饮酒情况，经过详尽对比分析，发现饮酒可能比吸烟更容易致食管癌发生。酒精本身可能并不致癌，但有促癌作用。酒精可以作为致癌物的溶剂，促进致癌物进入食管，造成食管黏膜损伤，为食管癌的发生创造条件。国内外一些研究发现，一些酒中可能污染有亚硝胺、多环芳烃、酚类化合物、三氯乙烷等，这些污染物质会增强酒精对食管黏膜的损伤。

（3）饮食习惯：经过在高发区进行发病因素的

调查，发现食管癌患者有饮食过烫、进食过快的习惯，这些因素损伤了食管上皮，增加了致癌物的敏感性。多数研究表明，热食是食管癌的发病因素之一。长期反复的热刺激可使食管上皮细胞变性，黏膜炎症和细胞核酸代谢受影响，促使食管发生癌变。

（4）食管慢性刺激：一些致病因素都会造成对食管的刺激，长期反复刺激作用会进一步导致食管黏膜病变。研究发现，某些食管病变，如食管贲门失弛缓症、慢性食管炎、食管良性狭窄和食管黏膜白斑病等的食管癌发病率较高，表明慢性刺激所引起的慢性损伤和炎症在食管癌的发病中起一定作用。

2. 营养因素和微量元素

（1）营养因素：营养缺乏是食管癌高发区较为普遍现象，维生素A、C、E及核黄素、烟酸、动物蛋白、脂肪、新鲜蔬菜、水果摄入量均较低。实验表明，新鲜蔬菜、水果、茶叶、维生素有抗突变作用，可以保护机体，预防食管癌。维生素C可阻断致癌性N-亚硝基化合物的合成，核黄素缺乏可明显增加甲基苄基亚硝胺对大鼠食管癌的诱发率，并缩短其潜伏期。

（2）微量元素：调查证实食管癌高发区水及土壤中的钼、硒、钴、锰、铁、镍、锌等微量元素含量偏低。钼是植物亚硝酸还原酶的成分，缺钼可使环境及农作物中亚硝酸盐积聚，而施用钼肥则可增加食物钼含量，降低亚硝酸盐含量。人对钼的摄入量不足，还可影响一些酶的活性及生理功能，这可能也是导致食管癌发病率增高的原因之一。缺硒可导致免疫力下降，可增加对致癌物质的易感性。而镉对小鼠食管和前胃有诱发癌瘤的作用，可能是食管癌的一个危险因素。

3. 亚硝胺类化合物

亚硝胺类化合物是已被公认的一种强致癌物质。现已证实约十多种亚硝胺能诱发动物的食管癌，食管癌高发区河南林县、河北磁县、涉县、广东汕头、山西垣曲和阳城的饮水中，硝酸盐的含量明显高于低发区。而酸菜是既含真菌又含亚硝胺类化合物的高发区发病因素之一。

4. 真菌及病毒作用

（1）通过多次对高发区流行病学调查，发现粮食、酸菜及霉变食物中某些真菌及其代谢物是食管癌的重要危险因素。例如黄曲霉毒素 B_1 的致癌作用已得到公认。林县食物常被串珠镰刀菌、互隔交链孢霉、圆弧青霉、白地霉、黄曲霉等污染。这些真菌不仅能将硝酸盐还原成亚硝酸盐，还能分解蛋白质，增加食物中胺含量，促进亚硝胺的合成。

（2）病毒：食管也是人乳头瘤状病毒（HPV）和 EB 病毒（EBV）感染的好发部位。HPV 能引起基因异常，参与食管癌发生发展。国内外学者均发现食管癌标本中均有一定程度的感染 EB 病毒。

5. 遗传因素

食管癌的发病有明显的家族聚集现象，这与人群的易感性与环境有关，遗传因素可能是发病的一个重要危险因子。食管癌高发区，连续 3 代或 3 代以上出现食管癌患者的家族屡见不鲜。在我国山西、山东、河南等省的调查发现，有阳性家族史的食管癌患者占 1/4 ~ 1/2。

（二）哪些症状需警惕食管癌的发生？

早期食管癌的患者多数无任何症状或仅有轻微的症状。常见的症状为：吞咽食物哽咽感，以干性食物明显，可反复出现或逐渐加重，要高度怀疑食管癌；胸骨后不适或闷胀；食管内的异物感；咽喉部的干燥和紧缩感；食物通过缓慢和滞留感。

中晚期食管癌最常见的症状为：逐渐加重的吞咽困难；声音嘶哑；饮水呛咳；后背部发沉不适；颈部的肿物等。

（三）食管癌的相关检查

许多患者不明白为什么要做这么多检查，以及做这些检查有何意义。其实每项检查都有其各自的作用，相互补充。

1. X线检查

食管X线钡餐检查是诊断食管癌的既简便又经济实用且容易接受的一种常规检查方法。对医生定位定性有很大帮助。特别是X分型对放射敏感性的判断与预后有一定相关性。

2. CT/MR

能了解肿瘤和食管管腔的关系以及肿瘤的最大浸润程度。

3. 食管内镜超声（EUS）检查术

对食管癌的分期特别是非手术食管癌的治疗前分期有明显的帮助。

4. 胃镜检查

在内镜下直接观察到病变的特征并取病理组织进行病理检查。病理诊断是恶性肿瘤诊断的金标准。

5. 细胞学涂片检查

简便经济，对于食管癌高发区的筛查有重要意义。

二、个人调理攻略

（一）呼吸功能锻炼

术前和术后进行呼吸肌的锻炼是改善术后呼吸功能有效的方法之一。主要内容包括：

1. 腹式呼吸锻炼

腹式呼吸即通常所说的"吸鼓呼瘪"，即吸气时将腹部鼓起，呼气时有意收腹，做深缓呼吸。具体做法为：身体脊柱成一直线，全身放松。初学者呼吸时手放在肚脐（丹田）上，吸气时用鼻吸气，随着吸入气的增多，有意识地缓慢鼓起腹壁，吸入更多的气体，脑里想着要把更多的气深吸入丹田。手会感觉到腹部鼓起，感受到腹部胸部充满气体后，吸气完毕。此时停止吸气动作，腹部放松，再胸部放松，感受到气从腹部到肺到呼吸道到口中排出，此时口呈鱼嘴状鼓起气缓慢呼出，最后稍用力收腹壁使气呼出彻底。手感觉到腹部瘪下。彻底呼完气体后停止呼吸动作，开始下一个吸气动作。如此循环呼吸。要深吸、缓呼，鼻吸口呼。用嘴呼气，让气流缓慢从收缩的鱼嘴状口唇（如吹口哨样）呼出。呼气的时间要比吸气的时间长1倍或2倍，即吸气与呼气的时间比例是1:2或1:3，每次练习5分钟，逐渐增加到练10～15分钟，每天进行2～3次。腹式呼吸锻炼可增强膈肌运动，增加肺泡通气量，使通气/血流比率失衡得到纠正，缓解缺氧，改善肺功能，并达到综合调养身体的效果。

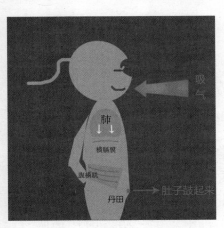

2. 有效咳嗽训练

患者深吸气后屏住呼吸，使横膈抬高、肋间肌收缩以增加胸内压；再用力咳嗽，使气管深部的痰液咳出；每日练习3次，每次15~20分钟。

（二）饮食调理

不食霉变食物，多吃新鲜蔬菜水果，改变传统不良的饮食习惯，不食粗糙、过硬、过烫食物，少食辛辣刺激及煎炸、烟熏、腌制食物，不吸烟，不喝酒。经常服用维生素C以减少胃内亚硝胺的形成。另外给蔬菜施肥时，要避免亚硝酸盐的积聚，可施钼肥。对有食管上皮细胞中度或重度增生者应给予核黄素，纠正维生素A缺乏，要尽量做到早检查、早诊断、早治疗。

食管癌饮食要以补充营养为目的，提高患者自身免疫力。食管癌与其他肿瘤不同，不是食欲差，而是吞咽困难，不能进食，造成机体的消耗。所以尽量多食流质与半流质，注重质量，不要限制热量，做到营养丰富，饭菜细软，容易消化和吸收，必要时可做匀浆膳、要素膳及混合奶等饮食。匀浆膳食是指将正常人的饮食去刺和去骨后，用高速组织搅碎机搅成糊状，所含的营养物质和正常饮食相似，但在体外已粉碎，极易消化和吸收，可避免长期单一的饮食，并可预防便秘。

食管癌的食疗原则是补气养血、健脾和胃、滋补肝肾等调节阴阳平衡，提高免疫功能。现将食管癌食疗药膳方法做一介绍，供患者选用。

1. 海带蚕豆猪肉烧冬瓜

配方：海带丝、蚕豆各100克，猪肉250克，葱姜、花椒面、盐、料酒各适量。

制法：锅放入水烧开，入猪肉烫一下，换水重新煮肉40分钟，再加入葱姜、料酒，肉熟捞出切片，放回锅中，加入发好的海带丝、蚕豆煮10分钟，入冬瓜再煮5分钟，加盐、胡椒面即可。

服法：食肉喝汤。每周2~4次。

功效：软坚散结，清胃降火，利尿消肿。海带有化痰、软坚散结的作用，是中医常用的治疗肿瘤的药物。冬瓜能清热解毒、利水消肿，有一定的防癌抗癌作用。

适用人群：本药膳较温和，可适用所有的食管癌患者，尤以兼有水肿者。

2. 韭菜牛奶汁

配方：韭菜汁100克，牛奶50克，姜汁10滴。

制法：和匀，徐徐温热（隔水烫热）

服法：每天1～3次，每次150～200毫升。

功效：温中散寒，和胃止呕。元代《丹溪心法》曾记载："治翻胃，牛乳一盏，韭菜汁二两，用生姜汁半两，和匀温服。"牛奶所含蛋白质包括人体所需氨基酸和维生素、脂肪、糖类，用来补虚损，益肺胃生津润燥，治疗反胃、噎膈。韭菜取汁温服能温中行气、散血解毒。食管癌吞咽不利，易呕，则用生姜散寒止呕。

适用人群：食管癌属脾胃虚寒者，症见噎膈反复，进食即呕，常泛清涎，口淡不渴；胃火盛者不宜饮用本汤。

3. 黄豆排骨煨汤

配方：黄豆500克，排骨100克，葱姜各15克，黄酒15克，盐适量。

制法：黄豆洗净泡发，排骨切成小块，锅内放油2匙烧热，放葱姜随即倒入排骨翻炒，入盐、黄酒15克，焖烧10分钟，盛入大炒锅加黄豆、水，大火烧开，改文火炖3小时即可。

服法：佐餐食。

攻效：补血养肝，利水消肿。黄豆中含有优良的蛋白质，能补益身体，提高免疫功能，抑制癌肿形成；黄豆中含有多种微量元素，所含的硒、钼等微量元素可以抗癌。

适用人群：适于各类食管癌患者。

4. 冬虫夏草炖鸭肉

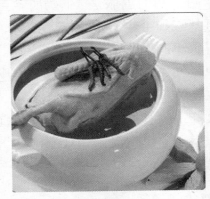

配方：鸭肉150克，冬虫夏草10克，红枣5枚，生姜15克，植物油、食盐适量。

制法：鸭肉洗净，切块备用；把所有用料一起放入炖盅内，加开水适量，文火隔水炖2小时，加入植物油、食盐即可食用。

服法：随意饮汤食肉。

功效：补肾填精，健脾益胃。冬虫夏草是滋补良药，有补虚损、益精气的作用，能提高机体的体液免疫功能，是一味理想的扶正抗癌药。

适用人群：以脾肾虚为主，症见形瘦体弱，食欲不振，遗精失眠，咳嗽气促，痰中带血，声低气怯，体倦，乏力等。

5. 人参黄芪炖生鱼

配方：生鱼一条，人参10克，黄芪30克，红枣5枚。

制法：人参洗净，切片；生鱼去鱼鳞、鳃等，洗净；将全部用料一起放进炖盅内，加开水适量，隔水炖2小时，去黄芪，捞起生鱼，调味即可。

服法：随意饮汤食肉。

功效：益气养血，补虚生肌。黄芪含有多种氨基酸和微量元素，提高免疫力，有良好的防癌抗癌作用。

适用人群：食管癌术后气血两虚，术后创口难以愈合者，症见面色萎黄，形体消瘦，神疲懒言，进食少。服本方忌服萝卜以免降低人参功效。

6. 鹅血茅根汤

配方：熟鹅血100克，鲜茅根200克，香菜20克，葱、姜、酱油、醋、香油适量。

制法：鲜茅根洗净、切段，加水适量，煎煮30分钟，去渣留汁待用。熟鹅血切成小块，锅内加香油，烧热后加葱、姜、酱油炝锅，加入白茅根，再加鹅血，煮5～10分钟，加入香菜、醋等调料。

服法：食肉喝汤。每周2～4次。

功效：消肿解毒。鹅血性平，有解毒、治噎、化瘀等功效，鲜茅根有凉血清热、利水消肿功效，它味甘而不泥隔，胃寒而不碍胃，利水而不伤阴。

适用人群：适用阴虚血热、口干舌红、烦躁失眠等症。

（三）误区

1. 局部治疗（手术、放疗）后，吞咽困难等症状暂时缓解，误认为已全愈。

2. 早期患者私自放弃根治性外科手术治疗，盲目投靠土医偏方。

3. 认为中医只能调理、缓解症状而不能抗癌，临床可用可不用。

4. 出现了滴水不进、声音嘶哑、口吐黏液而放弃有效的综合治疗。

5. 西医无法治疗的晚期食道癌患者才寻找中医进行治疗。其实，中药可以贯穿综合治疗的始终，中药与手术相结合，手术前以中药扶正治疗，可增加手术切除率，减少手术并发症。术前的中药抗癌治疗，目的在于控制癌症的发展。放化疗时可用中药调理，减轻放化疗的副反应。

三、名家防治指导

（一）西医治疗

以综合治疗为主。

1. 手术治疗

手术治疗是食管癌尤其是中下段食管癌的首选。通过手术治疗可以切除肿瘤和清扫淋巴结。

2. 放射治疗

放疗损伤小，受食管周围重要脏器和组织的限制少，适用范围比手术广。有严重的内科疾病：如高血压、心脏病等不能手术者；局部病期较晚又没有淋巴结转移者，可采取术前放疗，使部分不能手术患者获得成功手术；中晚期患者完全没有手术机会可行根治性和姑息性放疗或放疗合并化疗；术后预防性放疗降低复发转移。颈段及胸上段食管癌手术切除难度大，放疗可起到和手术相同的局部治疗的作用，且并发症少。

3. 化学治疗

食管癌发病隐匿，确诊时多属中晚期，相当一部分失去手术和放疗的机会，需要全身治疗——化疗，以控制远处转移。常用的化疗药物有氟尿嘧啶及其衍生物、铂类、紫杉醇等。

（二）中医治疗

食管癌中医称"噎膈"。在辨证方面，应查其虚实。实者系气、血、痰三者互结于食道，虚者系属津血之日渐枯槁。由于病期太长，故往往由实转虚，由气及血，而制法亦当权衡虚实之程度，与气、血、痰郁结之微甚，适当加以处理。初期以标实为主，根据气结、痰阻、血瘀的不同，分别进行治疗，但均需加入滋阴养血润燥之品；后期以本虚为主，应根据津血枯涸及阳气衰弱的程度，给予不同治疗。分述证治如下。

1. 痰气交阻

证候：吞咽梗阻，胸膈痞闷，情志舒畅时可稍减轻，口干咽燥，大便艰涩，舌质偏红，苔薄腻，脉弦滑。

治法：开郁，化痰，润燥。

方药：启膈散。

2．津亏热结

证候：吞咽梗涩而痛，固体食物难入，汤水可下，形体逐渐消瘦，口干咽燥，大便干结，五心烦躁，舌质红干，或带裂纹，脉弦细数。

治法：滋养津液。

方药：五汁安中饮。

3．瘀血内结

证候：胸膈疼痛，食不得下而复吐出，甚至水饮难下，大便坚如羊屎，或突出物如赤豆汁，面色晦暗，形体消瘦，肌肤枯燥，舌红少津，或带青紫，脉细涩。

治法：滋阴养血，破结行瘀。

方药：通幽汤。

4．气虚阳微

证候：长期饮食不下，面色㿠白，精神疲惫，形寒气短，泛吐清涎，面浮，足肿，腹胀，舌淡苔白，脉细弱。

治法：温补脾肾。

方药：运气补脾汤，右归丸。

（三）预防

1. 戒烟。烟雾中各种致癌物质因烟草的种类和使用方法的不同而存在较大差异，如一氧化碳、一氧化氮、尼古丁、亚硝胺类、多环芳烃类等。尼古丁是一个潜在的具有遗传毒性的化学物质，在肿瘤的发生发展中起一定的促进作用。香烟中的大量有害物质刺激食管黏膜上皮增生，易产生癌变。

2. 少饮酒。饮酒是食管癌的危险因素，酒精代谢过程会产生致癌性中间产物——乙醛，饮酒量增加导致乙醛蓄积，使患食管癌风险上升。酒精除了直接刺激食管黏膜，还是致癌物的良好溶剂，促进了某些致癌物的吸收。

3. 避免吃过烫和腌制、烟熏、辛辣刺激食物，忌食粗糙、过硬的食物，多吃新鲜蔬菜和水果。

4. 食管癌有家族聚集性，家族中有消化道肿瘤病史的，特别警惕食管癌相关症状的发生。定期检查。

5. 忌暴饮暴食。

四、药食宜忌速查

（一）中西药物相互作用

中药可以增强肿瘤病人的免疫力，减轻放化疗副反应。如可以在贫血的时候配合口服补血养血的中药；放疗的时候口服清热解毒、滋阴生津的中药；食欲欠振的时候口服理气健脾和胃的中药。

（二）药物禁忌

忌滥用镇咳药。食管癌病人出现咳嗽要及时就医，有可能是肿瘤本身引起的食管刺激症状，有可能是放疗引起的放射性肺炎，如合并发热也要警惕食管气管瘘。不可出现咳嗽症状就不分原因滥用镇咳药。

（三）饮食宜忌

1. 宜

（1）药食同源，部分食品兼具食疗抗癌作用，可有针对性地选择应用。对消化系肿瘤有益的食物有韭菜、莼菜、卷心菜、墨菜、百合、刀豆等。日常生活中的食物如大蒜、豆制品、绿茶等，也都是抗癌良药。

（2）饮食宜清淡，不偏嗜，多食用富含维生素、微量元素及纤维素类食品，加新的蔬菜、水果、冬菇类、海产品等。

（3）食管癌病人，当出现吞咽困难时，应该改为流质食品，细嚼慢咽，少时多餐，强行积压也会引起出血、疼痛等等。

（4）当食管癌病人出现恶病质，应该多补充蛋白质，如牛奶、鸡蛋、鹅肉、鹅血、瘦猪肉、各种水果等等。

（5）当食管癌病人出现完全性梗阻现象时，则应该采用静脉补液、胃造瘘手术以便给予高营养食物来维持生命。

（6）靠半流质和流质饮食维持的食管癌病人，在进食时，特别要注意避免进冷食，放置过久的食物。

（7）早期食管癌病人在饮食上主要利用胃肠道的最大消化吸收能力，尽可能多地补充营养成分，以使身体强壮起来。多吃新鲜的食物，补充蛋白质、维生素、脂肪等。

（8）食管癌病人手术后的饮食调养：一般情况下，术后3～4天胃肠功能恢复后可拔除胃管。拔除胃管后当日或次日开始进清流质或流质饮食，富含锌、钙的食物为主，如米汤、牛奶、骨头汤、鸡汤等等，酌情每次从60ml开始，逐日加量至100ml，再增至200ml，每2～3小时1次。手术后第二周，如果进食顺利，则应当选择全营养饮食，如鸡汤、鸭汤、肉汤，米粥加胡萝卜汁、菠菜汁，银耳粥等。两周后，病人可以改为半流质饮食和软饭等。

2. 忌

（1）烟、酒、咖啡。

（2）熏烤食品。

（3）霉烂食物和酸菜。

（4）过烫饮食。

五、医患互动空间

（一）专家答疑

1. 手术做过了可以不要再做其他治疗了吗？

许多病人认为肿瘤切除了，就是疾病治愈了，可以不需要其他治疗了。其实，恶性肿瘤的治疗是综合治疗，很少有单一一种方法就能治愈的。如果术后病理切缘阳性或淋巴结有转移或肿瘤浸润到食管全层，应该术后放疗和化疗的。

2. 食管癌患者多久复查一次，需要查什么？

第一年每三个月复查一次，第二年后半年复查一次，复查时包括血常规、肝肾功能、肿瘤指标、食道钡餐、头胸部CT、腹部B超、骨扫描等，如有条件，可以行PET-CT检查排除转移和复发。

（二）名医名院

1. 华北地区

所在地	医院名称	医院地址	姓名	职称
北京	中国医学科学院肿瘤医院	北京市朝阳区潘家园南里17号	赫 捷	主任医师
			程贵余	主任医师
			王绿化	主任医师
			肖泽芬	主任医师
			冯 利	主任医师
	中日友好医院	北京朝阳区樱花路2号	李佩文	主任医师
			郭永庆	主任医师
			石 彬	主任医师
			贾 倞	主任医师
			张代钊	主任医师

所在地	医院名称	医院地址	姓名	职称
北京	中国中医科学院西苑医院	北京市海淀区西苑操场1号	杨宇飞	主任医师
			吴显文	主任医师
			吴　煜	主任医师
	北京中医药大学东直门医院	北京市东城区海运仓5号	李　忠	主任医师
			王俊显	主任医师
	中国中医科学院望京医院	北京市朝阳区花家地街	王泽民	主任医师
	北京中医药大学东方医院	北京市丰台区芳星园一区6号	王　沛	主任医师
			胡凯文	主任医师
山西	山西省肿瘤医院	山西省太原市杏花岭区职工新村3号	张汴生	主任医师
			丁　悌	主治医师
			兰胜民	主任医师
天津	天津市肿瘤医院	天津市河西区体院北环湖西路	孙增涛	主任医师
			王　平	主任医师
			于振涛	主任医师
河北	河北省肿瘤医院	石家庄市健康路12号	孟宪利	主任医师
			韩　春	主任医师
			刘　巍	主任医师

续表

所在地	医院名称	医院地址	姓名	职称
内蒙古	内蒙古医科大学附属医院	内蒙古自治区乌兰察布市集宁区	高旭东	主任医师
			贾玉玲	主任医师

2. 华东地区

所在地	医院名称	医院地址	姓名	职称
上海	复旦大学附属肿瘤医院	上海市徐汇区零陵路399号	李鹤成	主任医师
			相加庆	主任医师
			傅小龙	主任医师
	上海胸科医院	长宁区淮海西路241号（近番禺路）	方文涛	主任医师
			周彩存	主任医师
	上海中医药大学附属岳阳中西医结合医院	上海市甘河路110号	凌耀星	国家名中医
			陈　伟	主任医师
			张庆荃	主任医师
	上海中医药大学附属龙华医院	上海市宛平南路725号	邱佳信	国家名中医
			郑坚根	主任医师
浙江	浙江省中医院	杭州市邮电路54号	叶圣雅	主任医师
			郭　勇	省名中医/主任医师

所在地	医院名称	医院地址	姓名	职称
浙江	杭州市中医院	杭州市体育场路453号	黄　挺	主任医师
			张志娣	主任医师
	浙江省肿瘤医院	杭州市拱墅区半山桥广济路38号	陈其勋	主任医师
			刘金石	主任医师
			裘国勤	主任医师
			陈　明	主任医师
山东	山东省中医院	文化西路42号	焦中华	国家名中医/主任医师
			齐元富	主任医师
	山东省立医院	济南市槐荫区经五纬七路324号	叶　欣	主任医师
			张　林	副主任医师
	山东省肿瘤医院	济南市济兖路440号	于金明	院士/主任医师
			李宝生	主任医师
			张百江	主任医师
			张兴国	主任医师

所在地	医院名称	医院地址	姓名	职称
江苏	江苏省中医院	南京市建邺区汉中路155号	周仲瑛	国医大师
			刘沈林	省名中医/主任医师
			于大海	主任医师
			王瑞平	主任医师
			章　斌	主任医师
			马　珺	副主任医师
	江苏省肿瘤医院	南京百子亭42号	张　勤	主任医师
			张庆震	主任医师
			何　侠	主任医师
			朱　军	主任医师
	江苏省人民医院	南京广州路300号	陈　亮	主任医师
			王　伟	主任医师
			孙新臣	主任医师
			束永前	主任医师
安徽	安徽省中医院	安徽省合肥市梅山路117号	夏黎明	主任医师
			周晋华	主任医师

3. 华中地区

所在地	医院名称	医院地址	姓名	职称
河南	河南省人民医院	郑州市金水区纬五路7号	魏　立	主任医师
	郑州大学第一附属医院	郑州市二七区建设东路1号	赵　松	主任医师
			胡　伟	主任医师
湖南	中南大学湘雅二医院	长沙市芙蓉区人民中路139号	陈名久	主任医师
	中南大学湘雅医院	长沙市开福区湘雅路87号	张春芳	主任医师
			申良方	主任医师

第六部分
宫颈癌的防治与指导

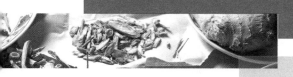

一、基础知识导航

（一）什么是宫颈癌？

宫颈癌又称子宫颈癌，系指发生在宫颈阴道部或移行带的鳞状上皮细胞及宫颈管内膜的柱状上皮细胞交界处的恶性肿瘤，严重威胁女性健康和生命。

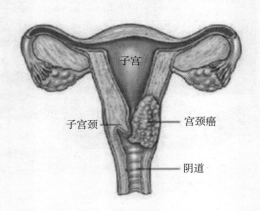

（二）宫颈癌如何早期自我诊断？

早期发现宫颈癌，是提高治愈率的关键，凡有下列情况的妇女，应及时到医院检查：

1. 年龄在35岁以上的已婚妇女，有宫颈糜烂或宫颈裂伤的。

2. 白带增多，约80%的宫颈癌患者有此症状。由于子宫内膜癌伴有炎症，因而分泌物增多，白带呈水样、米汤样，有恶臭或白带带血，有时流出脓性分泌物，这是子宫腔内感染的缘故，此种情况多数伴有发烧。

3. 性交出血或排便后阴道出血。

4. 阴道不规则出血，尤其是绝经后阴道再出血。

5. 长期用雌激素治疗史者。

6. 丈夫包皮过长者（因包皮垢有刺激产生子宫颈癌的危险性）。

7. 下腹部及腰部疼痛。

8. 平时无任何症状的早期宫颈癌患者是需要定期宫颈检查得以确诊。

（三）宫颈癌发病情况知多少

1. 发病率高

目前宫颈癌发病率日趋增高，已成为仅次于乳腺癌的第二位常见妇科恶性肿瘤。

2. 发病率有明显的种族和地理差异

世界范围内发病率最高的是哥伦比亚，最低的是以色列，我国属于高发地区。我国高发区为湖北五蜂县渔关区、江西靖安县等；低发区为北京、上海等。有农村多于城市，山区多于平原的特点。

3. 宫颈癌的病因

（1）病毒感染：人乳头状瘤病毒（HPV）感染是宫颈癌的主要危险因素。据文献报道，约95%的宫颈癌患者体内可检出高危型HPV。

（2）宫颈慢性炎症：慢性宫颈炎常与癌前病变及宫颈癌并存。平时各种细菌性、滴虫性、霉菌性、病毒性感染，虽不能明确其肯定诱发宫颈癌，但其可侵入生殖道而引起宫颈炎及宫颈糜烂。由于炎症的刺激，鳞状上皮被柱状上皮所替代，有可能进一步发展成宫颈癌。有研究表明，当生殖道感染的微生物种类增加时，发生宫颈癌的危险性也随之增加。

（3）性行为：性生活过早以及性生活紊乱可增加患宫颈癌的危险性。

（4）婚姻及分娩：早婚、早育、多产及密产。

（5）男性因素：其丈夫有阴茎癌、前列腺癌或丈夫的前妻有宫颈癌者，其发病率增高。男性生殖器HPV感染与配偶患宫颈癌的危险性也密切相关。

初次性行为在18岁以前　　　性伴侣多，性生活混乱

生育早、生过三胎或以上　　　慢性宫颈炎等宫颈病变

吸烟、口服避孕药　　　　　　不注意个人卫生、喜欢熬夜

20～50岁、性格内向孤僻　　　感染高危型HPV病毒

4. 哪些人容易患宫颈癌

（1）多性伴侣：研究表明，性伴侣数≥10个者在宫颈癌新发病例中占36%，说明多个性伴侣与宫颈原位癌及宫颈癌均有明显的相关性。这是因为精子进入阴道后产生一种精子抗体，这种抗体一般在4个月左右方能完全消失。如果性伴侣过多，性交过频，则会产生多种抗体（异型蛋白），所以更容易患宫颈癌。

（2）早婚多育者：北京市宫颈癌防治协作组报告显示，20岁以前结婚者患病率比21～25岁组高3倍，比26岁以后结婚者高7倍。同时宫颈癌的发生率随产次增加而递增，7胎以上比1～2胎的妇女高10倍以上。

（3）宫颈不典型增生者：特别是中度和重度患者，若不积极治疗，也可能转化为宫颈癌。

（4）年龄：20岁以前的女性患宫颈癌概率较低，20～50岁宫颈癌高发，50岁以后发病率下降。

（5）口服避孕药、吸烟及低收入者也是宫颈癌高危人群。

提示：（1）邻近器官转移：①宫颈癌晚期侵犯膀胱，可引起尿频、尿痛或血尿。双侧输尿管受压，可出现无尿及排尿异常等。癌灶浸润穿透膀胱壁，可发生膀胱阴道瘘。②直肠：癌肿压迫或侵犯直肠，常有便血、里急后重或排便困难。（2）远处器官转移：晚期宫颈癌可通过血行转移发生远处转移。最常见的是肺脏、骨骼和肝脏等器官。

（四）宫颈癌有何危害？

1. 导致并发症。宫颈癌可直接导致女性腹部酸痛、阴道出血和恶臭白带等。另外随转移部位而有不同表现，如咳嗽、胸痛、血尿、便血、下肢水肿等，甚至形成膀胱阴道瘘。

2. 影响夫妻生活。宫颈癌可直接影响女性正常的生理生活，导致夫妻生活无法融洽进行。

3. 导致不孕。

4. 威胁心理健康。罹患宫颈癌后，女性心理往往会生出前所未有的恐惧感和压抑感，以致不能正确面对生活、工作，极大程度的影响了她们的心理健康。

5. 危及生命。宫颈癌到了疾病末期，患者可出现消瘦、贫血、发热、尿毒症及全身衰竭等，甚至危及生命。

二、个人调理攻略

（一）重视预防

重视宫颈癌的预防是降低该病发病率和死亡率的重要措施。

1. 定期普查、检查与治疗

宫颈癌的预防关键在于早期发现、早期诊断、早期治疗。普查对象应为所有有性生活史者而不仅仅是已婚妇女。定期进行妇科检查，行宫颈刮片、脱落细胞学检查及 HPV 病毒测定，及时发现宫颈病变，有条件者注射宫颈癌疫苗，预防由 HPV 感染引发的宫颈癌。

2. 实行晚婚和计划生育

过早的性行为、多孕多产已成为宫颈癌的高危因素。因此，实行优生优育，选择安全有效的避孕方法，避免意外妊娠对宫颈带来的刺激或损伤，这也是预防宫颈癌的重要措施。

3. 行为干预

提高广大妇女的文化素质，提倡戒烟，加强锻炼，合理膳食，提高机体抵抗力。

（二）饮食保健

防治宫颈癌，饮食的选择是很重要的环节。

1. 预防宫颈癌饮食调养

（1）补充维生素C：宫颈癌发病与病毒感染密切相关，而维生素C有增强免疫的作用，包括对抗体的产生、促进免疫细胞的成熟等，可以有效减少病毒所造成的伤害。

（2）补充微量元素锌和硒：锌和硒对免疫细胞的产生和功能发挥有着极为重要的作用。科学研究表明，体内锌和硒的水平过低会引起免疫系统功能低下。现已发现宫颈癌的发生与微量元素锌和硒有关。因此，在膳食中补充锌和硒尤为重要。

（3）补充β-胡萝卜素：β-胡萝卜素在体内会转化为维生素A，有助于保护免疫系统免受自由基分子的攻击，并具有明显的免疫增强作用。有研究表明，β-胡萝卜素摄入量低为宫颈癌危险因素之一。含维生素A多的动物性食物有动物的肝脏和鸡蛋等。含β-胡萝卜素丰富的植物性食物有菠菜、油菜、苋菜、莴苣叶和南瓜等。

2. 早期宫颈癌饮食调养

宫颈癌早期对消化道功能影响较小，应尽可能补给营养物质，蛋白质、糖、脂肪、维生素等营养素均可合理食用，以提高患者抗病能力、增强机体免疫功能。

3. 宫颈癌手术后饮食调养

宫颈癌术后饮食调养以补气养血、生精填精之膳食为主，如红枣、山药、龙眼、桑椹、枸杞、猪肝、甲鱼、芝麻、阿胶等。

4. 宫颈癌放疗时饮食调养

宫颈癌放疗时饮食调养以养血滋阴为主，可食用牛肉、猪肝、木耳、莲藕、菠菜、芹菜、石榴、菱角等；若因放疗而出现放射性膀胱炎和放射性直肠炎时，则应给予清热利湿、滋阴解毒作用的膳食，如西瓜、薏苡仁、赤小豆、荸荠、莲藕、菠菜等。

5. 宫颈癌化疗时饮食调养

宫颈癌化疗时饮食调养以健脾补肾为主，可用山药粉、苡米粥、动物肝脏、胎盘、阿胶、甲鱼、木耳、枸杞、莲藕、香蕉等；出现消化道反应，如恶心、呕吐、食欲不振时，应以健脾胃的膳食调治，如蔗汁、姜汁、乌梅、香蕉、金橘等。

6. 晚期宫颈癌饮食调养

晚期宫颈癌饮食调养应选高蛋白、高热量的食物，如牛奶、鸡蛋、牛肉、甲鱼、鸽蛋、鸡肉等。还可多吃些补血止血抗癌的食品，如莲藕、薏苡仁、山楂、黑木耳、乌梅等。

（三）误区

1. 宫颈癌无法预防。人们的行为习惯，如多个性伴侣、吸烟等不良生活习惯，都会大幅增加癌症风险。因此，改变这些生活状态、定期体检都能减少发病。此外，宫颈癌疫苗已于2006年上市，将会大大降低宫颈癌发病率。

2. 既然疫苗能预防宫颈癌，那么接种后，即使不用安全套，也不会得癌症了。目前宫颈癌疫苗只对4种类型的人乳头瘤病毒有预防作用，但针对其他引起宫颈癌的诱因，新疫苗依然束手无策，继续使用安全套，能更多地减少宫颈癌发病。

3. 自己还很年轻，不用担心得上宫颈癌，根本不用检查。近年来，宫颈癌的发病年龄越来越年轻，因此女性21岁或有3年性行为后，就应该接受第一次巴氏涂片检查，多久接受一次则须咨询医生。而且即使接种了疫苗，仍需做巴氏涂片检查。

4. 得了宫颈癌，必须切除子宫，不过术后无法生育，还会让更年期提前。子宫切除术是早期宫颈癌的常规治疗，但并非唯一选择，子宫锥形切除术、根治性宫颈切除术、放疗等，都能避免切除子宫，而且可以在不影响生存的前提下，尽量保留女性病人做母亲的权利。

5. 依赖保健品。保健品不是药品，不能代替正规药品起到癌症治疗的作用。患者一定要坚持正规长期治疗的方案，有针对性地选择合适的用药，配合医生的治疗方案才能获得最好的宫颈癌治疗结果。

三、名家防治指导

（一）西医治疗

采取包括手术、放疗、化疗等治疗方式的综合治疗模式。早期宫颈癌患者可选择单纯根治性手术或单纯根治性放疗，两者治疗效果相当，5年生存率、死亡率、并发症几率相似。各期宫颈癌均可选择放疗。对于ⅡB期以上中晚期宫颈癌及局部晚期宫颈癌（ⅠB2和ⅡA2期）采用以顺铂为基础的同步放化疗。治疗方式的选择应根据患者年龄、病理类型、分期等综合考虑。

（二）中医治疗

1. 治疗原则

（1）辨证论治
（2）内服与外治相结合
（3）扶正与祛邪相结
（4）配合放、化疗以增敏减毒

2. 分型治疗

（1）气滞血瘀证
治法：行气活血，软坚散结。
推荐方药：少腹逐瘀汤加减。
（2）湿热瘀毒证
治法：清热利湿，解毒化瘀。
推荐方药：五神汤加减。
（3）痰湿下注证
治法：健脾化湿，解毒散结。

推荐方药：加味二陈汤。

（4）肝肾阴虚证

治法：补益肝肾，解毒散结。

推荐方药：二至丸合知柏地黄丸加减

（5）脾肾阳虚证

治法：温补脾肾，化湿解毒。

推荐方药：附子理中汤合补中益气汤加减。

3. 常用中成药

（1）金龙胶囊，口服，每次4粒，每日3次。

（2）康力欣胶囊，口服，每次2~3粒，每日3次；或遵医嘱。

（3）榄香烯乳注射液，静脉滴注，每次0.4~0.6g，每日1次，2~3周为一个疗程。

（4）艾迪注射液，静脉滴注，每次50~100毫升，每日1次，使用天数视病情而定。

（5）复方苦参注射液，静脉滴注，每次12毫升，每日1次，全身用药总量200毫升为一个疗程，可连续使用2~3个疗程。

4. 验方、便方

（1）败酱草30克，土贝母15克，土茯苓、金银花各20克，炒槐花15克，半枝莲、夏枯草各30

提示：经卫生部妇幼保健与社区卫生司批准，为期10年（2007～2016）的中国宫颈癌防治工程已于2007年7月正式启动。目标有三：在10年内使所覆盖的人群对宫颈癌防治知晓率达到90%以上；宫颈癌发病率降低50%；宫颈癌死亡率降低50%。

克，川楝子炭15克，灵脂炭10克，青皮15克，生薏仁30克，甘草3克。每日1剂，水煎服，治疗早期宫颈癌。

（2）蜈蚣3条，全蝎6克，昆布24克，海藻24克，当归24克，续断24克，半枝莲24克，白花蛇舌草24克，白芍15克，香附15克，茯苓15克，柴胡9克，云南白药2克（冲）。每日1剂，水煎服，治疗宫颈癌经水淋沥不净、赤白带下者。

（3）柴胡、川芎、当归、白芍、熟地、椿皮、白果各6克。水煎服，每日1剂，治疗晚期宫颈癌。

（三）康复

1. 注意复查

宫颈癌术后前两年要求每3个月到医院复查一

次，第3～5年，就可以每6个月复查1次，过了5年之后，一般是1年1次。

2. 饮食调养

宫颈癌患者需要做到平衡饮食、不偏食，要做到营养充足。

3. 劳逸结合

宫颈癌患者虽然已经康复，但是经过长时间的治疗，一般身体比较虚弱，这就要求不能从事过重、过量的工作，可以暂时放下工作，养好身子才是最重要的。注意要有充足的休息时间，不能熬夜。在平时的休养当中，可以进行一些运动强度较低的运动，比如散步等。等身体康复到正常情况了，就可以进行其他活动，比如跳舞、打太极等。

4. 性生活干预

虽然宫颈癌手术要切除部分阴道，但是因为阴道本身具有良好的弹性，这不会造成对性生活的影响。但是谨记要在手术后三个月才能进行性生活，也要注意性生活不能过于剧烈，以免阴道受到损伤。如果宫颈癌复发后，经过多次的治疗，也可影响到阴道壁，性生活就会受到一定程度的影响。

（四）预防

1. 普及防癌知识，开展性卫生教育，提倡晚婚少育。

2. 重视高危因素及高危人群，有异常症状者及时就医。

3. 开展宫颈癌筛查，早期发现及诊治宫颈上皮内瘤变，阻断宫颈浸润癌发生。

4. 注射疫苗，通过注射HPV疫苗预防HPV感染。

四、药食宜忌速查

（一）中西医结合治疗

中医中药配合手术、放疗、化疗治疗宫颈癌，有明显的减毒增效优势。

1. 手术前可以补益脾胃、调补气血为主，佐以清热祛湿解毒，软坚散结，活血化瘀等法，切忌滥施攻伐，可选用完带汤或止带方等。

2. 术后表现气血亏虚为主，注意以补气血为先，可选用归脾汤，人参养荣汤等。

3. 化疗易伤及肝、脾、肾而致血象下降、头发脱落、面色灰暗等症状，表现为肝肾阴虚或脾肾阳虚，肝肾阴虚者治当补益肝肾，方选六味地黄丸加减；脾肾阳虚者可选附子理中汤，金匮肾气丸等。

4. 放疗后多易耗伤阴津，临床应注意以养阴润燥、清热解毒为主，可选用八珍汤、四君子汤等。

（二）药物禁忌

化疗禁忌证如下：

1. 白细胞总数低于4.0×10^9/L或血小板计数低于80×10^9/L者或严重贫血未被纠正者。

2. 一般状况差（KPS评分<50分），或有衰竭、高热、严重恶液质状态者。

3. 有严重脏器功能异常者。

4. 有严重感染的病人。

5. 精神病人不能合作治疗者。

6. 妊娠妇女可先做人工流产或引产。

（三）饮食宜忌

1. 宜

（1）蔬菜的选择：芦笋、甜菜、花椰菜、卷心菜、胡萝卜、菜花、茄子、甜菜叶、海带、芹菜、芥菜、香菜、莴笋、菠菜、青椒、豆制品、萝卜、西红柿、南瓜等。

（2）肉食的选择：瘦牛肉、鸡肉、鸭肉、海参、海蜇、动物肝制品、牛奶、黄鱼等。

（3）主食的选择：薏苡、小米、粳米、绿豆、甘薯、燕麦、糯米、玉米、小麦等。

（4）水果的选择：苹果、梨、草莓、甜瓜、酸梅、葡萄、香蜜瓜、柠檬、酸橙、橘子、木瓜、西瓜等。

2. 忌

（1）忌烟、酒及辛辣刺激性食物。

（2）忌肥腻、油煎、霉变、腌制食物。

（3）忌羊肉、韭菜、狗肉、胡椒、姜、桂皮等温热性食物。

3. 饮食误区

（1）饥饿疗法："饥饿疗法"不仅不能改善病情，反而会由于营养不良而加重病情。宫颈癌病人的饮食，应以均衡营养为基础，适量的谷类、肉类、蔬果类都是必需的，以提高身体免疫力，以便更好地配合治疗。

（2）禁食发物：所谓"发物"指能引起旧有疾病复发或新有疾病加重的食物。"发物"是中国古代民间的一种说法，其科学性还有待考证，其是否能引起肿瘤的复发，还缺乏足够的证据。

（3）偏方饮食治疗：现在流传的偏方饮食有数百种之多，这些偏方饮食是否对肿瘤有治疗作用，尚未得到科学的证实。

五、医患互动空间

（一）专家答疑

1. 宫颈癌可以治愈吗？

早期宫颈癌可以治愈。早期宫颈癌病灶较小，未发生扩散转移，最有效的治疗手段为手术切除。广泛性全子宫切除是早期宫颈癌最主要的手术方法，通常配合盆腔淋巴结清除术以消除邻近的癌变组织。宫颈癌术后根据病情可采取放化疗、中医药等治疗手段以防止复发。

2. 早期宫颈癌有哪些症状？

早期宫颈癌症状如下：①白带增多。②阴道不规则出血。③接触性出血：这是宫颈癌最突出的症状，宫颈癌中约有70%~80%的患者有阴道出血现象。多表现为性交后或行妇科检查，或用力大便时，阴道分泌物混有鲜血。④不适感：主要为房事后不适。

3. 宫颈癌如何筛查？

常用的宫颈癌筛查方法有以下几种：

（1）细胞检测：巴氏涂片检查、宫颈液基薄层细胞学检查（TCT）。巴氏涂片检查曾经使子宫颈癌的发病率降低70%~80%，但传统的宫颈巴氏5级分类法有较高的假阴性率和局限性。1988年产生的伯塞斯达系统（TBS）逐渐取代传统的宫颈巴氏5级分类法，宫颈液基薄层细胞学检查（TCT）TBS报告法内容直观，增加了结果的可信度。

（2）HPV检测：据报道宫颈癌的HPV检出率可达99.7%，根据其致癌性可分为高危型HPV和低危型HPV。通过HPV检测，可预测宫颈癌的发病风险，以指导筛查的时间间隔。这还是一种随访监测手段，可以判断治疗效果。

（3）阴道镜检查：阴道镜检查是从形态学和组织学上确定宫颈的状况，可提高对宫颈癌和癌前病变诊断的准确性。这是一种与细胞学检查互补的检

查方法，一般进行细胞学检查发现可疑癌细胞的，
应进行阴道镜检查，并取活组织做病理检查。

（二）名医名院

1. 华北地区

所在地	医院名称	医院地址	姓名	职称
北京	中国医学科学院肿瘤医院	北京市朝阳区潘家园南里17号	吴令英	主任医师
			白　萍	主任医师
			张　蓉	主任医师
			李洪军	主任医师
			冯　利	主任医师
	北京协和医院	北京市东城区王府井帅府园1号	张福泉	主任医师
			郎景和	主任医师
			冯　铿	主任医师
	北京中医药大学东直门医院	北京市东城区海运仓5号	薛晓鸥	主任医师
			肖承悰	主任医师
			王子瑜	主任医师
	中国中医科学院望京医院	北京市朝阳区花家地街	王泽民	主任医师
	北京中医药大学东方医院	北京市丰台区芳星园一区6号	刘长江	主任医师
			单家治	主任医师

续表

所在地	医院名称	医院地址	姓名	职称
山西	山西省中医院	山西省太原市并州西街16号	刘丽坤	主任医师
			李宜放	主任医师
天津	天津中医药大学第一附属医院	天津市南开区鞍山西道314号	贾英杰	主任医师
			田　菲	主任医师
河北	河北省中医院	石家庄市中山东路389号	韩连玉	主任医师
			祝佩芹	主治医师
内蒙古	内蒙古自治区中医医院	内蒙古自治区呼和浩特市赛罕区健康路	王丽琴	副主任医师

2. 华东地区

所在地	医院名称	医院地址	姓名	职称
上海	复旦大学附属华山医院	上海市乌鲁木齐中路12号	董竞成	主任医师/973首席科学家
			肖丽明	副主任医师
	曙光医院	上海市浦东新区张江张衡路528号	齐　聪	主任医师
			周荣耀	主任医师

所在地	医院名称	医院地址	姓名	职称
上海	上海中医药大学附属岳阳中西医结合医院	上海市甘河路110号	曹玲仙	主任医师
			钱　刚	主任医师
	上海中医药大学附属龙华医院	上海市宛平南路725号	程　航	主任医师
			赵丽红	主任医师
浙江	浙江省中医院	杭州市邮电路54号	蒋学禄	主任医师
			王香桂	主任医师
	杭州市中医院	杭州市体育场路453号	黄　挺	主任医师
			张志娣	主任医师
	浙江中医药大学附属第二医院	杭州潮王路318号	庞德湘	主任医师
			周少玲	副主任医师
山东	山东中医药大学附属医院	济南市历下区文化西路42号	焦中华	主任医师
			齐元富	主任医师
	青岛市中医医院	青岛市四方区人民路4号	卢连菊	主任医师
			董世华	副主任医师
	泰安市中医医院	泰安市迎暄大街216号	乔元勋	副主任医师

所在地	医院名称	医院地址	姓名	职称
江苏	江苏省中医院	南京市建邺区汉中路155号	王瑞平	主任医师
			于大海	主任医师
			任青玲	主任医师
			刘　琦	主任医师
			马　珺	副主任医师
	江苏省肿瘤医院	南京市百子亭42号	吴　强	主任医师
			孙志华	主任医师
	南京市妇幼保健院	南京市莫愁路天妃巷123号	李大可	主任医师
安徽	安徽省中医院	安徽省合肥市梅山路117号	赵卫东	主任医师
			钱立庭	主任医师

3. 华中地区

所在地	医院名称	医院地址	姓名	职称
河南	河南省人民医院	郑州市金水区纬五路7号	张菊新	主任医师
	郑州大学第一附属医院	郑州市二七区建设东路1号	郭瑞霞	主任医师
			边爱平	主任医师
			樊锐太	主任医师

所在地	医院名称	医院地址	姓名	职称
湖南	中南大学湘雅二医院	长沙市芙蓉区人民中路139号	刘凤英	主任医师
			邹　文	副主任医师
	中南大学湘雅医院	长沙市开福区湘雅路87号	张　瑜	主任医师
			徐碧泉	主任医师
			袁　君	主任医师

参考文献

1. 孙志娟，王继先，向剑，等. 我国人群辐射致肺癌危险系数估算研究. 中华肿瘤防治杂志，2015，22（13）：993-997.

2. 赵雷磊，张媛，周金培，等. 非小细胞肺癌靶向治疗药物的研究进展. 中国药科大学学报，2014,45(2):136-144.

3. Chen Wanqing，Zheng Rongshou，Baade Peter D，et al. Cancer statistic in china，2015.CA Cancer J Clin，2016,2(66):115-132.

4. 王娟娟，李建，柴源，等. 乳腺癌内分泌治疗现状. 临床与病理杂志，2015，35（1）：100-105.

5. 殷蔚博，余子豪，徐国镇. 肿瘤放射治疗学. 北京：中国协和医科大学出版社，2008:829-835.

6. 李一鑫，李秀明，张楠，等. 幽门螺杆菌感染与胃癌发生发展及预后的相关性研究. 中华肿瘤防治杂志，2015,22(2):91-94.